U0364621

国家出版基金项目
NATIONAL PUBLICATION FOUNDATION

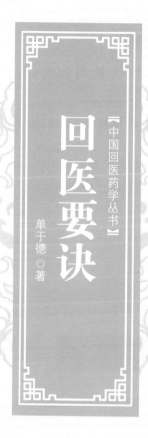

《中国回医药学丛书》

回医要诀

单于德 ◎ 著

黄河出版传媒集团
宁夏人民出版社

图书在版编目（CIP）数据

回医要诀 / 单于德著. — 银川 : 宁夏人民出版社，
2016.5

（中国回医药学丛书）

ISBN 978-7-227-06341-4

Ⅰ. ①回… Ⅱ. ①单… Ⅲ. ①回族—民族医学
Ⅳ. ①R291.3

中国版本图书馆 CIP 数据核字（2016）第 107810 号

中国回医药学丛书
回医要诀　　　　　　　　　　　　　　　　　　单于德　著

责任编辑　管世献　丁　佳
封面设计　邵士雷
责任印制　肖　艳

黄河出版传媒集团
宁夏人民出版社　出版发行

出 版 人　王杨宝
地　　址　宁夏银川市北京东路 139 号出版大厦 〔750001〕
网　　址　http://www.nxpph.com　　　　http://www.yrpubm.com
网上书店　http://shop126547358.taobao.com　　http://www.hh-book.com
电子信箱　nxrmcbs@126.com　　　　renminshe@yrpubm.com
邮购电话　0951-5019391　5052104
经　　销　全国新华书店
印刷装订　宁夏银报印务有限公司
印刷委托书号　〔宁〕0001579

开本　787 mm × 1092 mm　1/16
印张　5.25　　　　字数　80 千字
版次　2016 年 7 月第 1 版
印次　2016 年 7 月第 1 次印刷
书号　ISBN 978-7-227-06341-4
定价　12.80 元

序

今识单于德先生所著《回医要诀》，词明义彻，言必引经，晰究医学之理，阐幽真一七行诸说。上穷理气、性命、禀性，中尽四性四液辨证，末言调治、养生。医之理，了于指掌。虽未足以尽天方医学之万一，而望洋知海，已得晓其大观。明确回医之不能无异视于中医者，中医以太极为先天，以天为尊，以金木配五行，以东西为定位，以土旺寄四时。而回医以理气本于一真，太极以前为先天，分持真一七行元气之性理；太极之后为后天，而分三子四性四液为后天；以天地为大世界，由理之气；人为小世界，由气之理；以水火气土为四元，而金木活类为其子；以四性四液气质禀性论生理病理，而金木为气土之余也。

书文博洽宏通，条分缕析，精其意以汇其文，释其理以医合义。并无勾深索隐之词，惊世骇俗之论；无非阐扬回医理学，养生治病之道也，于四言要诀之中，至精至疑之理即寓焉。以是知东西方医理融会贯通若此，窃欲推介此书于各界，以期互相交流，促进回医振兴。单氏幼习儒业医，博采经训，谐半生奔波，为回医鼓呼，乃我族回医之功臣也，吾之执友也，夫敢珥笔而为之序。

张氏回医正骨学术流派第三代传人　张宝玉

2015 年 2 月 18 日于银川市

弁 言

少学儒医，长习天方，四十寒暑，冷暖相伴。
勤求古训，博采众方，撷英揽华，披沙拣金；
长路漫漫，广博学养，雨露阳光，虔诚誓言；
坚守传统，桑田沧海，扎实根基，焚膏继晷；
溯流探源，甄别精芜，殚心竭力，爬格织茧；
悉本尊经，参以典籍，不敢徇臆，不得全览；
括其大要，溯本推源，开迷导悟，取譬渊远；
漫然有作，集之数载，纸墨遂多，斯于拙文；
博极医源，精勤不倦，省病诊疾，至意深心。
碧海一粟，窥其一斑，见仁见智，次其始末；
天方圣医，博大精深，昭示中土，泽惠人间，
继往开来，著述引典，明天方理，补中国用。
博而于衷，聘而归性，阐明要道，以理立医，
存诚去伪，去脂存骨，医在活人，理在明人，
源洁流清，理博医精。虽未窥奥，亦领大意，
深愧疏浅，言陋语拙，幸冀高明，起而指教。

岁次甲午年仲秋之月　单于德
于凤城北塔海宝湖东隅书香雅苑

2

回医赋（宁夏篇）

　　浩浩塞上江南，沐贺兰山之灵光；茫茫宁夏平原，傍黄河水之安澜。稻禾湖渠，润泽迹于北漠；回族儿女，留守香于心田。我辈先民，备尝艰辛，丝路随迁，繁先民衍以中土，回回医人，传回医迹于中华。渡香料之航，涉重洋战惊涛骇浪；拓丝绸之路，跋群山栉瀚漠狂风。遣使经商，携药行医，以鬻香药为业；胡店市肆，接骨疗伤，以西域奇术入宫。概忒毕十三部医典，建京都回回药物院。吾侪峥奇才，医技显神功。东西交流，秆稔枝盈。

　　中国回医，丝路奇葩。医药经典，源自天方。《海药本草》之成书兮，彰回药之神奇，药学宝库添丁增味；《回回药方》之集全兮，汇东西之精华，回医药术独树风采。药据《海药》，方存《药方》，饮法《正要》，证遵《经验》。书卷阿汉珠联璧，医理东西元明籍。立真一七行论，凭四元体液之理论。元气发露，会阴阳动静之相召；三子资化，聚身心万物之精华。识体液禀性盛衰，建气质辨证之规范；统三维形色识证，立禀性诊治之法则。

　　寒暑轮转，春秋章间。回医传于隋唐，兴于宋元，衰于明清，流入百川。瞻回医妙施仁术，殁而失其传，虽《回回药方》犹存，奈余卷残缺，衰于明清；抚民间药香方灵，散也得其秘，仅口授耳濡习承，自理法成章，复而崛起。

　　数千年来，回医泯于战乱，销于民间，举步维艰。白敬宁之眼膏，马应龙之丹散；梁柱接骨悬壶汴京，丁氏医圈行肆长安。大散小聚，戮力同心。擎天经六大信仰笃定，奉主命五大功课修身。熔旷世之两大文明，铸泱泱华夏之回医。

　　嗟乎！今朝回医，亘古幸甚。沐浩荡之党恩，承昌祚之国运。民族团结生千钧之力，扶持政令成万世之功。回医院所处处林立，民族医药备受尊重。人尽其才图自强，物显奇用添懋功。以东西方医药高度结合的异彩，日益引起海内外学者关注，以独特的理论与辉煌的历史过程，自立于世界医学之林。回医复而崛起，挖掘整理，承古拓新，传扬弘大。回医奋于向前，下学上达，寻幽涉远，硕果誉满。上追希波克拉底，下译伊本·西拿，搜东西之医鉴。直书四籍，博引四典，释回医之真谛。浣心明道，先学著书立说；格物致知，后学拳拳心愿。寻真悟道深窥回医之经旨，溯本探源释译药方之妙义。华夏盛世，回医代有传人；莘莘学子，同筑复兴梦想。兰惠橘井，杏林瑰宝。

单于德

2015 年 6 月于银川

目 录

目录

目
录

目
录

引　言

参以中土，儒道汉文，衷释天方，阐发奥义；
抚古瞻今，钻研医理，拾遗补帙，甄别精芜。
医之有理，方之有药，医药结合，屹立东方，
不唯经验，亦非民间，西传东进，绽放异彩。
承前启后，广搜博采，回医崛起，橘泉兰生；
沐浴春风，繁茂花盛，泽惠东土，香溢华夏。
回医理学，引典据籍，哲理歌诀，汉语编译，
辞藻丰富，讲究韵律，朗朗上口，广为流传。

历史渊源

回医原始

天方医学，阿拉伯医，与中医学，印度医学，
流传至今，并列世界，三大传统，医药体系。
医理文化，博大精深，包罗万象，体系完整，
中世纪期，发展恢宏，影响深远，名医辈出。
半岛西方，阿拉伯地，伊斯兰医；中世纪期，
译引希腊、罗马医学，融汇波斯、印度医学，
三源汇合，历二百年；翻译吸收，典著浩瀚，
人才辈出，医药辉煌，穆斯林们，继承发展；
共同创造，医学结晶，星光灿烂，拉齐泰斗，
医著丰厚；医学集成，百科全书，影响欧洲，
流行百年；麦朱西氏，医术全书，成就非凡，
伊本·西拿，医学之王，不朽名著，医学法典，
西传欧洲，点亮文明，文艺复兴，医学进步。
东传华夏，交融汇合，影响维医，形成回医。
香药之路，梯山航海，接踵中土，语音歧异，
文字殊别，初始交冲，茫然抵触。医奇药香，
渐汇渐融，香药神效，医理独特，登堂入室。
西域奇术，流传民间，医行南北，药方有名。

医理译典，运用儒道，言本真经，字用东土。
两大医学，巧妙结合，屹立东方，绽放异彩。
回医理法，承袭天方，又融东方，东西合璧。
丝路舶药，中土溢香，伊儒交会，融汇互通；
唐末李珣，海药本草，回药胡店，市井溢香；
十三医典，深藏宫廷，回回药膏，流传南北；
元代朝野，招引重视，京都专设，回回药院，
惠民和局；回医积守，兼容并蓄，雄浑旷达。
回医始成，植根中华，丝路明珠，杏林瑰宝。

医典医籍

历史遗典，弥足珍贵，医药四典：浩称大典，
回回药方，三十六卷，荟萃奇方；饮膳正要，
宫廷御膳，食养保健；端竹堂方，诸病诊术，
治方灵验；海药本草，香药入典。医理深藏，
经堂寺院，哲理著述，释译昭世。医理四籍：
正教真诠，以儒诠经，集经摘粹；天方性理，
阐发医理，见解精湛；清真指南，博览诸家，
折中天方；大化总归，融会贯通，穷理尽性。
先贤译著，精辟揭示，宇宙起源，生命过程；
天人感应，生物遗传，性理属性，万物之理；
身心生态，博大精深，阐理论医，体系完善。
医术失传，明末清代，歧视同族，战乱贫困，
劫后余生，医籍亡佚，医人华化，求稳拘墟，
医遗南北，理隐译经，药藏百川，术散民间。
后继乏人，中西夹挤，销声隐迹，回医衰落，
隐名执学，弃医存药。药铺学堂，逐渐兴起。
德善医馆，吉庆药堂；白氏医药，敬宁眼膏；

世界名奖。丁氏医圈；保盛医堂，定县白氏；
怀仁药堂，马应龙膏；昆明回医，万松草堂。
流传至今，设堂济世，入华随俗，京津扬名。
隋唐传通，元明兴盛，药院医馆，膏丹丸散；
明末清政，排斥歧视，战乱散失，衰而隐存。

回医崛起

振兴回医，新中国生，国运昌盛，民族团结；
文化繁荣，改革开放，一带一路，丝路驼铃；
碧海扬帆，中阿论坛，回医领先。挖掘整理，
抢救文献，研究出版，回医复兴，大放异彩。
中华回医，跻立医林，回医研讨，学会成立。
著述抛引，单于德撰，回医奥义，回药本草
回医简史，拱北医术，回医真诠，回医理学。
高如宏编，回医方粹，马应乖集，回医验方，
更有宋岘，药方考释，各类期刊，论文争艳。
非遗保护，流派各显，宁夏回乡，担当大任。
政府领头，扶持弘扬。区研究所，梳理文献，
回医诊断、疗法大全、普查回药，任重务艰。
学人心切，钻研路宽。学科奋立，举荐推广，
内外交流，异彩纷呈；回医正骨，张氏祖传，
声名远扬，流派非遗；救死扶伤，福惠四方。
特色疗法，发端各地，汤瓶八诊，陈氏十技，
康复八疗，北京回院，青海设科，研发结果。
临夏回州，中回并兼，宁夏市县，回院挂牌。
培育人才，突出特色，弘扬回医，文化领先。
宁夏医大，回医学院，博物展馆，史料翔实。
回医医院，服务惠民，研究院所，传承创新，

学术繁盛，科研进取，百家争艳，回医学者，
老骥伏枥，著述有卷，新人辈出，梯队薪传。
理法方药，体系完备，特色突出，学界赞颂，
百花齐放，丝路明珠，星光灿烂，屹立东方。

医理箴言

伊斯兰医，要求人们，开运智慧，崇尚理智，
善于观察，勤于思考，天地形成，日月运转，
四时更替，社会兴衰，生老病死，灾伤疾患，
寻求迹象，探索真理，获取知识，谋求幸福。
东西合璧，诠发性理，尊承经籍，发明精义。
与世共享，阐发奥义，本乎实有，认理唯遵，
真一流溢，命昭元化，本厥知能，爱分性智。
一实万分，人天理备，中含妙质，是谓元气，
先天之末，后天之根，先天后天，总由一真。
先天理世，象数未形，而理已具，理具于知；
后天象世，天地既立，万物既生，象见于能；
知预先天，能衍后天，先以象著，后以理形。

人天一理

一元大始，开原一气，一气万有，数一始育，
真一实有；太初气始，太始形始，太素质始，
太真晬视，通之而一，离之为两，宇宙演化，
星丛多寡；清真天文，银河轨盘，十二宫座，
生存有位；运转有规，内体有机，外貌有光，
行踪有迹；轨道有名，宫座有扣，丛星有序，

二十八亿；旋螺张弛，七总银河，四方分流，
上下牵引，左右连环，五彩缤纷，晶莹透亮，
白羊金牛，双子巨蟹，狮子处女，天秤天蝎，
人马摩羯，宝瓶双鱼；每宫二气，二十四节，
雨水惊蛰，春分清明，谷雨立夏，小满芒种，
夏至小暑，大暑立秋，处暑白露，秋分寒露，
霜降立冬，小雪大雪，冬至小寒，大寒立春。
乾坤在天，天有四气，寒热湿干，四元四性；
乾坤在地，地有四维，东南西北，七行赀育。
天地相合，万物始生，阴阳接序，变化动静；
万物原一，七系真一，阴阳合一，始一终一。
气之生变，有生无象，有体无形，有动无律。
宇宙演化，由高级次，向低级次，发展变化，
由理到象，由象到质，由质到物，由物到气；
人物进化，由低层次，向高层次，演育进化，
由气到物，由物到质，由质到象，由象到理。
宇宙自然，流行发展，理化无形，化至有形，
人之身心，显著过程，气化有形，化至无形，
天地人物，气质象理，同源同构，同步流行。
人曰知能，物曰功用，若有所别，理同气异。
启引真经，理集大成，幽明洞彻，天地原始，
穷皆明理，性命从来，医理以然，未阐所然。
发前未发，启后未知，大医虽立，理法末备，
寒热干湿，杂于经籍，四元四液，混于西书。
学无真才，理无核心，经理失次，随波逐流。
真一非物，不同万物，万物赖生，不离万物，
万物所得，运物自静，照物不烦，生物无由，
化物不化，若离万物，万物皆毁。真一止一，

无有色象，纯然无更，纯清无染，实无始终，
实无处所，实无阻滞。非从所生，实无倚赖，
实无时光。万物赖立，人之亦然，眼耳鼻舌，
皮络筋毛，五脏六腑，四肢百骸，男女老幼，
饮食癯瘵，饥寒饱暖，喜怒悲伤，形色动静，
真一普慈，发显保养，若日光辉，流溢永亮。
初唯一点，是为种子，藏于父脊，授于母宫，
阴阳交互，四元分著，四液成化，性命以位，
命附形质，寄属心脑，着与呼吸，心性会合。
心之灵气，身之精气，缔结本用，气性显焉，
本性知能，气质禀性。人天同构，形色同体。
人之灵觉，妙世谓升，人之形体，色世谓降。
土水火风，金石草木，奭动飞潜，形色调畅。
体从命显，命从性著，灵慧发辉，体用灵巧。
月照乾坤，有水者露，风摇万物，荣枯莫易，
人承知恩，须参原根，灵活颖悟，各司其任。
先天为命，后天为性，命清体浊，命阳体阴。
命乃种子，性乃果子，非命无性，非性不全，
阴阳互合，命性始露。性有二品：真性禀性。
真性源命，仁义礼智；禀性形具，火气水土。
真性泉源，其体本清，其味本洁；禀性阴阳，
父母污染，四性禀然。风以动之、火以发之、
水以滋之、土以奠之、金以固之、木以建之，
活类运行，变化使然。嗜好贪染，心随性迁，
命因体绊，忧愁思虑，恐惧悲欢，嗜想贪爱，
在在牵扰，火具心生，耗其禀性，命体昏瞆，
元气纷争，三力亏耗，禀性衰败，健康不保。
幽明洞彻，坚循五常，真忠至孝，听命取舍，

参悟前后，博饮利谷，知己尊品，至灵至贵，
心清意诚，修身显德，穷理尽性，人极大全。

医理本源

有据可资，初始观念，资据刘智，天方实录，
化统流溢，命起溟渣，回语都阿，则谓元气，
判而阴阳，剖为四象，气水火土，四行之质，
造化流行，至土而止，至下至浊，物极则反，
流尽则转，化止生息，土气上行，与水火合，
生金木活，万物之形，化育既备，而人生焉。
独秉元精，妙合元真，心身贯合，粗精浑融。
水受火炽，则生气也，乃水妙化，随气升腾，
火与水搏，则生土也，乃火存迹，附土坠落，
四元定位，水火交错，气火外发，土水内积，
万物不可，无因而化，故因三子：土水凝结，
得气火化，变化成金；气火施授，得土水滋，
培化成木，气火水土，四元凑合，洋溢生活。
先天之化，尽于元气，后天之化，尽于三子，
而人之生，三子之后。三为化育，万有之纲，
形色之母，三者互入，其胜为名，金藏土中，
木见土外，水落土出，土中刚者，成石生金，
土中柔者，滋草生木。土能寄蕴，万物精华。
土之外水，水之外气，气火外发，无火不热，
无风不凉。其在身也，暖热属火，气机属风，
故火附命，血液属水，气为风者，肌骨属土，
而身为土，肌藏血液，血藏气机，气藏火热。
蒸于上者，为涕为泪，为津为液，为乳为汗；
泄于下者，为精为溺，为浊为淋。水火之变，

妙用无穷。精之所蕴，通目能视，通耳能听，
通鼻能嗅，通口知味，通心审物，通脑思维。
水火成化，内浊外清，浊为五脏，清为血骨，
皮肉筋膜，五质居中，七表居外，清者外升，
浊者内降，阴阳动静，变化参差，各分其属，
心含七德，作是灵明。顺于心包，信于其表，
惠于其里，明识在灵，笃真在二，发隐其妙。
人极大全，无美不备，既美其形，复美其妙，
生人能事，至此即全。四元三子，天人浑化，
物有相障，人存欲累，智胜性亏，性盛智衰，
心身疑逆，禀性衰败；唯要谐顺，尽心复命，
修身以礼，明心以道，智明性和，颐养天年。
回医不仅，维护健康，诊病辨证，施方治病，
更要研究，生如何来，命如何有，体如何成，
性如何赋，德如何具，气如何衰，亡如何去。

真一七行

真一本然

参究真一：明白彰著，天地覆载，日月升沉，昼夜卷舒，寒来暑往，四时代谢，万物消长，飞潜高下，草木荣枯，金石变化，古今如一，始终不二，仰观俯察，理明事顺。人之身体，成于父母，生死利害，穷通得失，毫茫莫测。胞中饮血，生时唻乳，兴废权衡，孰能旋转，以微至壮，孰有不移，四肢百骸，五脏六腑，视听闻言，知觉灵活，手舞足蹈，理合天地，资证真一，贯通有无，灾伤疾患，老赢癃残，己身微妙，真一元气，万物所以，据理推详。无极太极，阴阳四元，三子万物，清真至理，不离当体。人之本性，无极样式，身之本质，太极证明，首圆象天，轻清上升，足方象地，重浊下降，四性四液，通身类天，行止知觉，无极性灵，孳生百骸，固出本质，生死穷通，安危得失，不由本体，至大至真，岂容乱测，是以了然，绝无疑贰，宦列实据，示证真一。真一本然，非从所生，亦无从生，无相无色，

无来无往，无始无终，无抑无扬，无时无处，
无动无静，至渺至冥，唯兹实有，无名之始，
有名之母，垂造天地，长育群灵，万有主宰。
其大无外，而贯万内，其细无内，而冒万外。
斡旋万化，陶铸万迹，动静无常，升降有序。
真而无称，一而自立，真一流溢，犹如太阳，
光耀众方，月光明亮，一本真宗，万物根源。
承元妙化，首判阳阴。阳舒阴敛，变为火水；
火水相搏，爰生气土，气火外发，土水内积；
土与水合，而生金石；气与火合，而生草木，
四元互合，而生活类；气火水土，谓之四元；
金木活类，谓之三子；四元三子，谓之七行。

七行分布

七行分布，万汇生成；殊形别类，异质分宗。
风以动之，火以发之，水以滋之，土以奠之，
金以定固，木以建立，活类运行，各具功用。
故唯人也，独秉元精，妙合元真，理象造化，
阴阳运精，人始衍生。溟漠运精，元祖诞降，
髭乳感孕，支裔衍生。禀性清浊，随入气质，
本于四大，胜名三子。人体心身，命与智合，
四肢百骸，眼耳鼻舌，运动灵慧，无不载明。
天地之有，阴霾晦暗，人物之有，灾祸病殃，
乾坤交泰，万物咸章。中医五行，谓之后天，
回医四元，谓之先天，先天有根，后天有理，
五行生克，金不生水，水不生金，未有金时，
金属于土，生水非金，土之于木，若母与子，
子从母生，水土寄任，李植江湖，桃种池沼，
不唯不生，而且腐烂，其生克者，非水本事，

五行盛衰，火胜水竭，水胜土濡，土胜木折，
木胜金缺，金胜火灭，物有时穷，气有时竭，
阴阳盛衰，生克消长，变幻有无，真一造化，
虽囿四行，实超万汇。

元气发露

真一流行，命昭元化，本厥知能，爰分性智，
一实万有，人天理备，中含妙质，是谓元气。
充周贯活，显命生化，露现本性，是为智慧。
所谓元气，不仅是气，元之于始，元之于终，
元本真一，气乃妙化。元载灵慧，气司呼吸。
元乃元精，人生根种，存于父脊，清妙无象，
溟渣运精，独秉元精，妙含元真，理象既备。
机微妙理，藏于其中，秉承先天，无形妙理，
有形化生，运筹精微。先天之末，后天之根。

三元序列

流行化生，人天同构，浑化行运，造化成矣。
先天元气，受命之根，衍生元精，原生体液，
根于基因，寄于遗传。造化起始，人聚其中。
其为人者，阴阳交泰，水火聚化，四元交互，
三子行运，清阳内藏，浊阴外护，人心如天，
人身如地，土水静化，形体液质。火气动化，
内脏呼吸，灵聚命始。元气显化，大用全明。
中天元气，遵命之花，寄化禀性，机制调控。
性命三品：下品生性，中品觉性，上品灵性。

生长之命，草木之性；知觉之命，活物之性；
灵慧之命，乃人之性，兼生觉性。灵性先天，
觉性中天，生性后天。气质体液，深层根源。
后天元气，复命之果。脏器细胞，人极大全。
后天之化，尽于三子，性命以位，气液相属。
元者元也，精粹所聚，元者气也，精粹寓器；
元之为物，动少静多，元之为气，动多静少。
元气行职，后天形器，元气有二，一曰原始，
二曰能有。原始动力，与物无干。能有动力，
保养万物，元本真一，灵觉之首，命源之妙。
活力本原，化育运动。灵活慧智，本其根源，
元神大脑，呼吸灵慧，助运气血，载行四液，
抗御防患，免疫健体，抗衰寓寿，基因遗传。

原始气力

位心脑肝，能有之力，功分三类，与命同源。
一生命力，含于心脏，寓于呼吸，载气与灵，
合称灵气，关乎生死，扶养智力，挥动体力；
命不离体，也不离性，先天为命，后天为性，
命乃种子，性乃果子；命清体浊，命阳体阴，
阴阳互合，而成人身，性命本一，脑赋活力。
二自然力，包括四力：一为坚定，金石之性，
维系器官，悬就本位，流通气血，各归经脉，
通体整合，不得疏散，收藏约束，防腐存鲜；
二为生长，草木之性，又称长性，生长发育，
其所专职，长性在肝，借火助力；三为营养，
成熟塑造，转化腐渗；力也有四，吸力化力、
存力去力。能吸所取，以为养育；能化熟消，

消化精微；能存营养，吸收输布；能去遗剩，
新陈代谢。三为成形，又分二力：一是妙种，
元脉种子；二是传像，传类成像，遗传基因。
三精神力，其位在脑，感觉之力，运动之力。
感觉有二：体外觉力，通于五官，肢体经络，
感受形色，声光气味，硬软升压，冷热湿干；
视听耳闻，鼻嗅舌味，体触五力。体内觉力：
纳有于无，通无于有，分之于智，通寓于脑。
分为共觉、想象思考、识别记忆，还有求知，
创造名利。运动之力，督依脑使，役寓肢体，
有督有役，役应督运，督促役使；又称向往，
刺激欲往，产生意志；督嫌役恶，产生反抗。

阴阳动静

阴阳本来

真一之初，象数未形，众理已具，最初无称。

易云太极，周云无极，释称元始，皆言后天。

实则先天，真而无幻，有体无用，真也用也。

一本万殊，表里精粗，始终理气，一以贯之；

真体实有，动而不动，不动无着，动而万动；

无着非无，如火在石。大用浑然，寓乎其动，

此藏其义，具有知能：知者觉照，能者安排；

知之主持，能之作成；体静用动，体知用能。

静体将著，动用几生，觉照安排，如火在炭。

体用始分，用含于体，稍有发露，首显光明。

静境荣荣，动机勃勃，由里达表，如火生焰。

真理流行，而两分之，一性一智，知化为性，

能化为智。有灵之物，皆根此性，有为之物，

皆根此智。千古理象，从此写出，老子曰道。

性理始分，性即灵觉，理则物理，元气起化。

阴阳本来，起化含裕，性智所余，分阴分阳，

智藏于性，性包乎智，性藏于智，智包乎性。

阴静阳动

元智有为，喜动化阳；元性有为，安静化阴。

性静智动，遂于其中，于其动者，谓之者阳，

于其不动，谓之者阴。阳积一处，骎骎乎动；

阴聚一处，隐隐乎静。智之所余，化而为阳，

性之所余，化而为阴。根乎性智，发乎表里，

阳动于外，阴之使也，阴静于内，阳之守也；

阴静阳动，太极两仪，火根智能，水根性知。

阳含真阴，火下水浚，阴含真阳，水照气上。

阴阳变化，清升浊降，体性用情，色妙两全。

命阳性阴，谓之无极；火阳水阴，谓之太极；

男阳女阴，谓之人极。先天阳动，后天阴始，

无极太极，两仪四象，四元四液，万物原根。

四元四性

四元特性

一元伊始，万有宗元，分而单行，聚而相搏。

又名四元，有形物质，无形事理，合而元宗；

又名四行，相互关联，相互作用，运动不已；

又名四象，四种动态，形质总称，也名四气。

天即气也，水受火炽，以气升腾，气火发越；

地即土也，火水博迹，以土下坠，土水收藏。

水元质重，性冷而湿，置于土外，位于气内，

易于分散，易行易形，漫行伸延，稀释溶解，

湿胜于干，物易成型，干胜于湿，固而易碎，

易散易溶，灭火免烧，湿润抑燥，延伸流溢。

火元质轻，发越轻扬，性热而干，其情炎上，

使物净化，精细轻盈，燃烧成熟，精细混合，

穿透窜动，轻扬趋高，抑胜寒冷，与物和存。

气元质轻，性湿且热，位于水上，火范围下，

飘浮不定，轻盈精致，特性净化，精致柔软，

其位趋上，动则名风，挟湿凝水，木风易动。

随气呼吸，载氧增力，调节质型，腐败体液，

土元质重，性寒而干，位于中心，特性主静，

倾向其内，性浊沉淀，壅塞郁滞，质重易塑，
固稳少动，负重吸收，固守紧密，维持形体。
四元四素，相辅相成，相立相存，相互交换，
火气属轻，土水属重，火气发越，土水收藏。
平衡则稳，失衡则动，动中有静，静中寓动，
动静相召，理气呈性，不为物质，不称建材，
存在形式，运动不息。四性气质，本于四元。
依元据性，气质分呈，生理禀性，八种类型：
单纯四型，寒热干湿，复合四型，湿干热寒。

四性原质

禀性分宗，一曰真性，二曰生性，真性同命，
所得先天，生性始形，所得后天；生性亦二，
一曰阴阳，二曰父母，阴阳之性，前定大海；
父母之性，气禀清浊。一命一性，是谓真性，
真性洁清，率果其真；禀性始形，染于四元，
若水灌林，随物变化，青黄赤白，苦辣酸甜，
温平寒热，桃核生桃，李核生李，河淡海咸，
江流泉注，染于风土，南橘北枳，形味略殊，
性命之变，不可胜穷，浸习四性，嗜性垢阴；
先天有命，后天有性，命是原种，性乃真果。
人之形体，气质禀性，受于先天，养于后天。
在外为色，在内为性，用而为情，发而为声。
火质之人，色黄性燥，情热声洪，形瘦身轻；
水质之人，色白性湿，情冷声悠，形肿身胖；
气质之人，色赤性热，情柔声和，形软身柔；
土质之人，色黑性寒，情燥声沉，形静身重。
气如其情，质如其形，情如其性，性如其声，

声如其貌，夫禀四元，配属四性，反应性异，

食味不同，形态体质，生理差异，心理特征，

各禀不一，类型有别，偏性保养，各得所应。

水养鱼跃，鸟飞雁鸣，火蚁土鳖，各有保养。

三子生态

三生万物，蕃庶品繁，天地定位，水火交错，
万物化育，有因结聚，土水凝结，气火之化，
金者成也；气火施授，土水滋培，木者成也；
四元凑合，洋溢其间，活类成也；入于万物，
金乃坚定，悬系脏器，不至摇动，气血流通，
各归经络，不至隙越，百骨巨细，各安分寸，
不至旁溢，通体连束，不得散解，坚明定固。
木乃长性，专职生长，资生育化，气力强胜，
吸收营养，化生体液，存储精微，排除废物。
活乃活性，知觉运动，知觉有十：五寓于外，
视听尝触，位寄体窍，五寓于内，觉想虑记，
位不离脑，运觉知至，动以应之，运至脏腑，
气力所为，动于百骸，运于四肢，气与血使。

三子生理

三者之气，互入万有，四元四液，气胜为名。
金胜名金，亲于黑白，存于体液，干寒为性，
均衡干湿，调节消化，吸收营养，维护脏器，
气血运行，正常有序，保持平衡，参与胆识，
坚强毅力，性情沉稳，其位在脾，肌骨坚定。

木胜名木，亲于红黄，存于体液，湿热为性，
助生热能，维持体温，增强胃力，帮助消化，
润泽肌肤，人之思虑，聪明伶俐，性格柔顺，
生长发育，其位在肝，借肝之火，助力长养。
活为气力，活性化育，位至心脑，主宰生命，
调控生理，知觉运动，呼吸灵慧，造化之机。
气胜为名：三子化育，万物之母，化育因由。
金藏土中，情和黑白，半干半寒，坚明定固，
凝敛沉聚，基质似硷；木见土外，情和黄红，
半湿半热，化生繁衍，溶解浸溢，基质似酸；
金为生活，木为生产，金似冬藏，木似夏长。
金性虽坚，能柔能刚，木性本柔，能曲能直，
沽气流行，化育生物，万物生灵，聚而活行。

三子病理

木近火气，其性温和，易热易湿。偏亢时异，
火性炎上，极易燃烧。内扰心神，消灼津液，
次生病物；偏衰时异，则湿盛行，体液黏滞，
阻遏气机，丧失功能。金近水土，其性凉润，
易干易冷。偏亢时异，则燥易寒，肃冽涩枯，
感知迟钝，耗津损气，伤肺炼痰；偏衰时异，
则寒盛行，寒气沉淀，凝滞伤阳，寒浸筋骨。

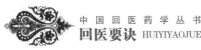
脏腑体液

四液成化

原始体液，胚胎始兆，阴阳清浊，分宗四色，

清本阳水，阳水色白；浊本阴火，阴火色红。

红白既判，复为子宫，阴火温养，红之外黑，

白之外黄，而为四色，清浊四层，体液分质。

最外一层，色黑属土，近于黑者，色红属气，

近于红者，色黄属火，居于最中，色白属水。

白者纯清，黄者稍浊，黑者最浊，红者稍清。

黑红黄白，层包次第。四本升降，表里形质：

红者为心，黄者其包，黑者为身，白者其脉。

身心既定，诸窍生焉，肝脾肺肾，眼耳口鼻。

体窍既全，灵活知觉。含载性智，胚种俱存。

体液气质，随厥形化，而运其机，俟其体全。

子吸气血，由脐入胃，而坚定启，是为金性，

百体资之；由胃入肝，而长养生，是为木性，

吸化资之；由肝入心，而活性成，是为生性，

运动资之；自心升脑，而知觉具，是为觉性。

外之五官，内之五司，一切能力，皆所资之。

理明性显，神应周遍，生人能事，至此而全。

脏腑成著

精气流行，水火成化，浊为五脏，清为六腑，
清膜肌骨，皮肉血毛，四质居中，七表居外，
变化参差，各分其类，清者上升，浊者下降。
四液四行，本性扬动，离四液层，各归本位；
气归气位，升至其里，为上至内；火归火位，
升至气傍；气火居内，水不能内，其势下降，
与土相附，就下其表。气火内升，其形为心。
水土外降，其形为身。表里既判，中留空际，
四元交互，化育始蕃，心天身地，理明事顺。
表之土者，先天成形，化身之肉，后天成形，
结聚成脾，黑液藏之，金性借脾，坚明定固。
表之水者，先天成形，流为脉络，后天成彤，
结聚成肺，白液行之。土水外降，收藏流行；
里之气者，先天成形，为心之质，后天成形，
结聚成肝，红液藏之，木助肝火，发育长养。
里之火者，先天成形，灵明之孔。后天成形，
结聚成胆，黄液贮之。气火居内，发越流行。
心身既成，结聚四脏，五官四肢，悉皆分著。
力生于肝，而养于肾，其萃在爪；气生于肺，
而养于脾，其候在鼻；听通于肾，而养于肺，
其聪在耳；色润于脾，而养于心，其候在唇；
言出于心，而养于肝，其苗在舌；五司各应，
脏腑体窍，各有所司，总司关合，唯脑所能。
心之灵气，身之精气，缔结相化，其为用也，
纳有于无，通无于有，百脉总源，百体皆赖；
目之所视，耳之所听，心之所知，脑皆通纳；

各体经脉，自脑通达，通身表里，皆关乎脑；
心室脑堂，脑力承心，施之百窍。体窍滋养，
养有二根，外根曰脐，内根曰胆。脐引血入，
取其滋养；胆别美恶，用其美液，泄其毒害。
人性灵活，是谓本性。气性继显，所禀后天，
眼耳口鼻，定而不移，四肢两手，动而不定，
动以应内，静以应外，一动一静，心脑主宰。

天方脑科

中医缺无，回医先识，脑主灵记，总司关合，
心之灵气，身之精气，缔结化育；其为用也，
纳有于无，视闻知觉，接纳有形，通过经脉，
传递大脑，纳通无形，收纳藏脑，记忆思考；
通无于有，总觉于脑，通至于体，视听味臭，
以尽厥职，通纳有形。百脉总源，知觉运动，
功能协调，全资赖脑。经脉自脑，复回于脑，
经脉濡养：内而脏腑，外而百窍，导上宣下，
和调内外，支配体液。脑寓元神，主宰生理，
知觉用十：五寓于外，五寓于内。寓于外者，
视听尝触，寄于百窍；寓于内者，想虑断记，
总统内外，一切知觉。觉位脑前，想位次之，
虑位脑中，断位次之，记位脑后。运动寓脑，
于心发表，于智寓脑，心脑相映，相为缔结，
心为室宇，脑为堂厅，室之所筹，堂必显露。
脑资于心，皆得其养，脑得其养，心更灵明，
脑失其养，心志气昏。灵明加倍，承心灵慧。
支配脏器，系脑心肝，命源位存，三大气力：
一位头脑，性寒质湿，主精神力，司神识记，

思维判断、感觉内外，支配运动，百脉之会；
二位心脏，性热质干，主生命力，司气呼吸，
与生始源，调贮温热，主血通脉，循环血液；
三位肝脏，性热质湿，主自然力，营养全身，
源生体液，输精布津，通调本能，生长发育，
又主生殖，繁衍化育，吸收消化，慑引排泄。

经脉与脑

连属密切，运布心身，疏通气血，连属心脑，
营养组织，调节体液，感应信息，传导刺激，
神经内外，联通脏腑，形体官窍，行于筋肉，
藏而不见，浮而皮显。百脉之源，交汇经脉，
周流不息，纳有通无，载气承液，免疫御害。
阳经主外，根于大脑，传承脑液，濡荣五官；
阴经主内，连属内脏，疏导体液，通达四肢。
流行有序，阳经近脑，出入循窍，与腑亲近，
阴经胸腹，出入四肢，以脏为用，引灌育养，
交布贯注。自心为升，至身为降，升降无形，
出入体液。中医经络，始于太阴，回医经脉，
始于阳明，胃海运气，气血之源，滋以元气，
育生万物。经发于脑，复回归脑，承心所施，
脑通诸窍，兼乎内外，表里上下，总统心身。

体液气质

体液因源

体液形成，禀于四元，养液分泌，源于肝功，
四液输布，消长互补，维持生理，生化发育。
初始形成，胚胎温养，清浊始分，化为四层，
最外一层，色黑属土，近于黑者，色红属气，
近于红者，色黄属火，居于最中，色白属水。
白液纯清，红液稍清，黄液稍浊，黑液至浊。
四液四色，血肉精气，重稳量衡，相辅相成，
饮入于胃，游溢精气，上输于脾，脾气散精，
上归于肺，通调水道，下输膀胱，体液四布。
生态平衡，质性偏颇，失序失衡，体液异常，
病理随应。质异性偏，量变质化，病起疾生。
白液淡白，性寒质湿，营养全身，防黄偏盛，
维护体液，不受侵害，湿润柔软，输送精微，
补充血液，濡养组织，代谢废物，属性似水。
黄液苦黄，性热质干，调控体温，分解脂肪，
帮助消化，胃肠蠕动，促进排便，防毒化浊，
活血疏液，化生精微，保持精力，属性似火。
红液咸红，质湿性热，心血助力，输布全身，

补充消耗，循环代谢，温润脏腑，调理血运，
活血祛瘀，濡脑养肾，促肺呼吸，属性似气。
黑液酸黑，质干性寒，维护脏器，形态质量，
调控红液，抑约黄液，纠偏白液，防液漫溢，
储存营养，育脑清静，思维沉稳，属性似土。

气质禀性

气禀质性，附于躯体，知觉运动，食色之性。
禀于四液，有气有质，和于身心，伊本·西拿，
主论气质，补充二因：质因为料，形体姿态，
体格体型，特征外显；气因为式，包括心理，
性格特征，禀性素质。外倾禀性，属阳主动，
禀火禀气，开朗活泼，情感显露，善于交际，
办事果断，独立性强；内倾禀性，属阴主静，
禀水禀土，沉静稳重，反应迟缓，独处敏感，
淡漠谨慎，适应困难。白液气质，形质特征：
脉粗且缓，眼白无神，面白无华，口黏无味，
舌大苔白，肤凉稍肿，体温稍低，尿少色白，
肤骨多病，多湿多肿。动力特征：安静稳重，
性格内倾，情感冷淡。黄液气质，形质特征：
脉细无序，眼珠略黄，面黄无光，晨起口苦，
舌干苔厚，皮肤粗糙，体温偏高，尿少色黄，
寐少易醒，易发热痛。动力特征：兴奋好动，
性格外向，急躁易怒。红液气质，形质特征：
脉大有波，眼面稍红，晨起口甘，舌胖尖红，
苔黄肤热，尿多色赤，少睡梦多，心血易病，
炎症发热，血压易升。动力特征：活泼灵敏，
性格外倾，涣散多变。黑液气质，形质特征：
脉细且缓，眼陷色青，面暗无彩，口稍苦涩，

舌干苔青，肤糙色黑，尿多次少，尿白易浊，
失眠多梦，精神衰弱。动力特征：抑郁心傲，
性格内向，谨慎懦弱。青壮年资，趋于黄液，
青春禀性，近于白液，老年黑液，土质禀性。
女性寒湿，男性湿热。南方禀寒，北方禀热。
近海禀干，大漠禀湿。

禀性衰败

禀者赋受，性者本性，元气发露，四气赋入。
禀性有二：一曰真性，与命同源，至善至真，
为人本性；二曰禀性，与形俱生，承元载气。
气禀阴阳，有清有浊，有厚有薄；质禀父母，
染于四气，食色贪欲，心身侵累；气者四性，
冷热湿干，质者四元，水火气土，清浊昏明，
滑涩细粗，囿于嗜好，心随性迁，命因体绊。
气质有异，禀性有亏，身心受累，形神不谐。
骨骼细小，胸廓狭窄，肌肉瘦弱，皮肤枯燥，
举动迟钝。生命原力，立元根蒂，受生之时，
已有定分。先天元气，其量恒定，依唯后天，
调养得宜，力争极限，无疾寿终。后天元气，
困扰耗损，包括饮食，起居劳逸，物候寒暑，
地理环境，嗜好习俗，生活行为，过食肥甘，
厚味过剩，吸烟酗酒，嗜毒赌博，代谢紊乱，
不知持满，不时御神，逆于生乐，竭精散真，
贪名竞利，过于劳伤，神情紧张，烦恼忧虑，
惊恐狂热，空虚失落，沮丧忿怒，贪婪愚昧，
长妄徒劳，暗耗神气，损伤脏腑，体液异常，
禀性失配，百病由生，半百而衰。动脉硬化，

血压升高，冠心病起，血糖尿病，胃肠紊乱，
肺气阻塞，肿瘤突变，痰浊瘀结，黄水淫浸。
生理衰败：缓慢协调，有序渐进，量积质变，
功能衰退，形体老化，由盛及衰，损与日至，
心力渐弱，忘前失后，阳气日衰，兴居怠惰，
计授不称，视听不稳，营卫告衰，七窍反常，
啼号无泪，笑如雨流，鼻涕自流，耳声蝉鸣，
吃食口干，寐则涎溢，溲漏自遗，便秘时泻，
昼睡夜醒，皮肤松弛，步履缓慢，反应迟钝，
性格偏激，固执多疑，深居简出，聊以度日，
表情淡漠，厌恶失望，形体衰变，易患疾病。

体液衰败

白黑体液，禀性衰败：体型矮胖，头圆颈粗，
肩宽胸厚，身姿后仰，病阴易寒，喜冬恶夏。
黄红体液，禀性衰败：体型瘦长，头长颈细，
肩窄胸平，身姿前俯，阴亏阳旺，病阳易热。
体液禀性，脏腑气血，低频运行，形成个体，
衰败特征：抗病力差，易感发病，自调力弱。
发病倾向，有规可循，病性病势，演化凭性。

四性衰败

热性易动，动作迅捷，燥热炎性，热疾为根，
面红目赤，便泌尿绛，舌红苔黄，脉数喜凉，
口苦痰黄，烦躁热扬。干而阴虚，舌红脉数。
寒性易静，沉重粗躁，体弱肢冷，寒疾为根，
面白肤肿，便溏尿长，舌淡苔白，脉迟喜热，
骨痛体凉，身屈迟缓。湿而阳弱，苔白脉紧。

干性收敛，急躁脆弱，体液稠润，干疾为源，
口干咽燥，皮肤涩糙，舌干少津，便秘尿少，
脉细发枯，干咳痰少。寒而阴亏，舌红脉细。
湿性浸润，快乐稳定，体液淤滞，湿疾为源，
身重头晕，胸闷气喘，痰多腹胀，舌胖苔腻，
脉滑身沉，黄疸呕恶。热而阳虚，苔润脉滑。
心理衰败，呼吸浓缩，周身寒冷。心情喜悦，
能控愤怒，血气性刚，易发愤怒。呼吸寒慄，
抑郁恐惧，呼吸粗热，心力不足，耗液伤神。

脏器衰败

脑精衰败：禀性干湿，健忘失聪，痰瘀中风，
禀性寒热，精气失营，灵明低下，志昏力疲。
肝气衰败：眼目不明，两肋拘急，手足痉挛，
不得太息，爪甲枯脆，面青淡漠，善悲易恐。
肝血衰败：头晕目眩，耳鸣耳聋，肌肤麻木，
筋脉拘急，抽搐爪枯，头痛肋胀，疝坠腹痛。
肝阴衰败：心烦易怒，头晕目眩，两目干涩，
手足烦热，痉挛抽搐，腰膝酸软，爪枯肋痛。
心阴衰败：入睡困难，睡前难安，多梦健忘，
心悸而烦，面色无华，潮热盗汗，手足心热，
口燥咽干，胸闷心痛，尿赤便干，乏力气短。
心阳衰败：心悸不宁，失眠烦闷，妄想不止，
乱梦纷纭，胆怯多疑，精神委顿，气短乏力，
思维迟钝，动则喘息，心胸痛闷，肢冷自汗。
心气衰败：心胸隐痛，胸中憋闷，心悸气短，
动则尤甚，倦怠嗜卧，少气懒言，自汗心痛。
心血衰败：心悸不安，劳则易发，头晕乏力，

面白无华，健忘气短，心烦眠差，唇甲色淡。

脾气衰败：面焦发白，四肢无力，心慌气短，
皮肤干枯，肌肉消瘦，食少纳呆，腹胀肠鸣。

脾阳衰败：面色萎黄，发白发落，肢肿面浮，
肌肤枯涩，食少疲乏，肠鸣飧泄，四肢怠惰。

肺气衰败：面色苍白，喘促息短，气怯声低，
咳声低弱，痰多清稀，形寒肢冷，自汗足肿。

肺阴衰败：干咳痰少，咳声促短，痰中带血，
口燥咽干，音哑盗汗，颧红虚热，形体消瘦。

肾阴衰败：面色憔悴，形羸体弱，耳鸣目昏，
寐少健忘，足软腰酸，齿牙松动，盗汗梦多。

肾阳衰败：面白且皱，齿槁发落，阳痿不育，
腰肌酸软，夜尿不尽，视听失聪，动则喘嗽。

气力衰败

三大活力，衰败有因，与生俱来，先天早衰，
后天渐累，七情太过，疾病损伤，饮食不节，
营养不良，代谢紊乱，劳伤妄作，心脑掠伤，
肝肾亏损，阴阳失调，体液异常，禀性偏颇，
气力不支，精神萎靡，免疫力差，易病难愈。

病因病理

审因求证

人之形体，浊而有朽，四气侵构，质量有异，
病因隐显，不唯三因，回医理认，括为两类：
一为先天，污染身心，可能存在，隐潜无形，
遗传赋予，种族家传，婚育胎养，地埋物候；
二为后天，侵犯身心，现实存在，显现有形，
成长环境，饮食习惯，苦乐劳逸，尘世纷杂。
病因特征：时风浊气，病液黏痰，瘀血疼肿，
湿浊毒染，黄水浸泛，寒暑燥湿，饮食失节，
劳役过度，气虚血亏，情志内伤，忧郁焦虑，
气水污染，四性质化，腐败渗液，炎性肿痛。
四元为质，体液显形，四性为性，禀赋发露，
相互资助，相互制约，相互影响，相互传变，
寒往热来，湿润干敛，土水多静，火气多动，
动静互换，运动自然，金固吸收，木柔发生。
活为动力，万物化育；元气立本，呼吸以行。
收缩舒张，生成破坏，合成分解，质性和谐。
三子气胜，亢衰各异：金气偏盛，燥涩瘀肿，
气滞津凝，聚集沉淀，土固金坚，脏弱肌缩；

木气偏盛，易燃扰心，湿热液化，气盛木郁，

泛溢肿胀，体液异常，兼夹流行，易寒易热。

禀性失调，气质偏颇，形器改变，致畸缺陷，

通道淤塞，结石下垂，经脉瘀滞，结构损伤。

疾病征象，诊之可断，脉搏异常，病痛部位，

病起诱因，症状增减，形态举止，排泄易难，

听音闻声，嗅味摸疼，察言观色，气息逆顺。

病理甄别

病理机制，禀性配属，症候梳理，辨证有十。

一曰感觉，环境气候，患者禀性，寒热燥湿。

二曰指甲，柔软禀热，坚硬禀寒，枯萎禀干。

三曰肌肉，肌肉发达，湿性禀属，脂肪薄少，

干性禀属，皮脂较少，热性禀属，体肥脂少，

湿热禀性，体瘦身高，寒燥禀性，皮缩缺血。

四曰毛发，稀少湿性，长快燥性，茂盛热性，

发卷性燥，发直寒湿，黑热棕寒，毛发灰白，

白液分解，黑液过剩，腐朽所致，纯白性热。

眼睛黑圈，水液过多，眼睛棕深，白液过少，

目黄肝病，黄黑脾病，黄绿痔疮，观舌知脑。

五曰形体，禀性热者，胸廓宽大，肢长身高，

纹理显著，脉大有力，关节发达。禀性寒者：

生长缓慢，形瘦身小，四肢无力。禀性干燥：

粗糙弯曲，关节突显，喉咽突出，鼻梁凸显。

六曰寒热，禀性热者，脏器遇热，反应迅速，

为热病源，反应迟缓，为寒病源；禀性寒者，

遇寒袭扰，反应强烈，遇热侵感，相吸适应。

七曰睡眠，多睡多眠，大脑湿寒，失眠不寐，

大脑干热，禀热少眠，禀性均衡，精神倍增。

八曰生理，功能状态：禀性热者，活泼过度，身高体重，头发牙齿，生长很快；禀性寒者，活动迟缓，生长缓慢，体力虚弱。九曰排泄，禀性热者，便秘气浓；禀性寒者，便溏气淡。

十曰情绪，禀性热者，热情兴奋，活泼好动，易怒勇莽，智力良好，阳刚机敏，动作迅速；禀性干燥，愚钝沉思，压抑怒怨，富于想象，记忆力强，绅士风度，心事重重，寓满激情。

四禀配属，失调异常：热性偏盛，炎症发热，赖言少动，口苦口渴，心烦胸热，脉急速快；寒性偏盛，白液异常，发热绵绵，易患风湿，消化力差，不欲饮水，关节无力；湿性偏盛，困顿疲乏，消化困难，黏痰增多，嗜睡多眠，腹泻眼肿；燥性偏盛，失眠健忘，皮肤粗糙，懒散言微，干燥有害，湿性有益，秋季加重。

白液凝滞，寒湿偏盛，体形肥胖，胸腹松软，反应迟慢，意志力弱，性情孤僻，性格温和，稳重恭谦，善于忍耐，表情含蓄，面肤油光，多汗且黏，胸闷多痰，体黄胖黯，眼泡微浮，容易困倦，舌大苔白，口黏或甜，身重不爽，脉滑波微，易患消渴，中风胸痹，代谢易乱。

黄液蕴郁，燥热偏盛，喜食肥甘，形体偏胖，反应快速，意志力强，性情急躁，不能自律，缺乏耐力，面垢油光，眼睛红赤，痤疹痛痒，舌红苔黄，口苦咽干，身热易倦，心烦易怒，便秘尿赤，脉多洪数，易患火热，黄疸疮疡，呕恶苦酸，易患腹泻，不耐燥热，勇于冒险。

红液不畅，湿热偏盛，气滞血瘀，形体均衡，
不胖不瘦，行动迟缓，意志力弱，见异思迁，
活泼好动，善于交际，敏感轻浮，面赤肤紧，
脉搏实满，尿液色深，食欲不佳，肢体困重，
心烦无力，视力较弱，梦多困顿，肌肉结实，
梢摩发红，易患出血，症瘕肿块，中风胸痹。
黑液内积，干寒偏盛，情志不遂，气机郁滞，
性格内向，易受惊恐，反应性慢，意志力强，
多愁善感，多疑健忘，固执偏见，嗳气呃逆，
咽似异物，乳胁胀痛，惊悸怔忡，食欲不佳，
寐少易醒，肤发粗硬，舌淡苔薄，脉象弦细，
易患忧郁，脏躁不寐，脾虚胃胀，溃疡纳呆。

诊断指南

医道行德

医者仁术，医生诊病，娴熟知识，健全感觉，
诚实传述，理性思考，仁医道德。辨病四步：
直观翔实，启示联想，悟心神迹，逻辑思辨。
立医从业，履行职责，循法守度，缘物比类，
比之冥冥，循上及下，目明心开，慧然独语，
口弗能言，俱视独见，昭然独明，从容镇定，
全心投入，真诚关切，柔和语气，洞彻要害，
准确把握，敢担风险，机巧百炼，医治显验，
操守医德，正直廉洁，善功施舍，救死扶伤。
人命至重，有贵千金，一方济之，德逾于此，
大慈恻隐，普救含灵，身心凄怆，勿避险戏，
对待病人，见彼苦痛，若己有之，普同一等。
昼夜寒暑，饥渴疲劳，一心赴救，医尽天职，
不得无作，瞻前顾后，自惜生命，墨守成规，
胆大心细，灵活周密，当机立断，切忌武判。
博极医源，精勤不倦，言行端庄，尊重同道，
尊师重道，切磋医术，立方济世，心诚志专。
欲知其内，当观乎内，诊之其外，知之其内，

认有两等：一曰形认，二曰理认，形态外认，

形以身认，赤白青黄，馨香气味，苦辣酸甜，

温凉冷暖，目耳鼻舌，手足胸腹，痞满胀肿。

理之认者，理以心认，风之动静，湿之荣润，

枯槁燥干，气息死活，胃纳佳呆，饮食嗜好，

咽舌燥润，透象现真，以标知本，正虚邪实，

清浊高下，虚实有无，显外隐内，形万性殊，

分析归纳，推理判断，逻辑思维，条理分明。

善诊慎察

两察四诊：一察踪迹，目耳鼻手，诊察体验；

二察动静，搜集分析，归纳判断；一曰望诊，

观察用目，神色形态，全身上下，望舌观苔；

二曰闻诊，先听声音，言语呼吸，咳嗽呃逆，

呕吐呻吟，再嗅气味，体味口腔，排泄分泌；

三曰问诊，问病起因，发病经过，显现症状，

一问寒热，二问头身，三问耳目，四问胸腹，

五问睡眠，六问饮食，七问二便，八问妇儿，

九问肤汗，十问喜恶，性格嗜偏，居处湿干；

四曰切诊，切脉按膜，指腹摸脉，腕桡动脉，

分辨表里，审识虚实。诊之其外，知之其内。

望以目察，闻以耳占，问以言审，切以指参，

明斯诊道，识病根源，能合色脉，可以万全。

正常形态，各组成分，代谢形式，位置大小，

生理关系，通道畅滞，功能缺失，分泌质地，

疼肿性质，炎症意义，原发继发，症状体征，

调理禀性，气质平衡，探知异常，内外诸因，

内源伤害，病及禀性，寒热干湿，配属失常，

外源伤害，病及体液，腐败变质，痈肿瘀阻。
望诊十要：身体感觉，肤色粗细，体型壮弱，
血管脉络，头发密疏，睡眠状态，病人喜恶，
心智能力，生理功能，肢体活动，形体姿态。
五色各部，察其浮沉，以知深浅；察其泽夭，
以观成败；察其散抟，以知远近；视色上下，
以知病处；观色清浊，深浅浓淡，以别阴阳。
青风寒痛，赤热炎肿，黄湿脾困，润寒晦热，
白虚肺羸，气血液亏，黑干寒盛，无华肾绝。
苔白寒湿，厚腻痰饮，苔黄湿热，胖虚薄热；
苔灰热寒，红燥禀干，苔黑干焦，热极寒甚。
尿诊审视，尿量次数，尿液气味，颜色泡沫，
质地澄清，还是混浊，沉渣成量，性质有义。
脉诊慎触，脉位在腕，桡动脉处，医生触摸，
用手指端，食指中指，拼无名指，三指指腹，
感觉最验。常脉十类，每类三候：一测长度，
长短中脉；二测宽度，宽窄细脉；三测升降，
沉浮弱脉；四测强弱，大小细脉：五测时间，
迟数疾缓；六测张度，弦紧革脉；七测充盈，
满空芤脉；八测寒热，温凉平脉；九测规律，
疏密中脉；十测弹力，软硬柔脉，脉有韵律。
对脉之间，还存中脉，总共合计，脉象三十。
春弦夏洪，秋毛冬石，四季和缓，是谓平脉。
迟则为冷，数即热症，浮数表热，沉数里热；
浮迟表虚，沉迟冷结；浮脉主表，里必不足，
沉脉主里，主寒主积，迟脉主脏，阳气伏潜；
数脉主腑，热疮吐狂；滑脉主痰，涩脉少血，
弦脉主饮，肝胆寒热；紧脉寒痛，细则气少，

洪脉为热，其阴则虚，细脉为湿，其血则虚。

特殊脉有：羚羊波形、蠕虫蚁走、锯齿鼠尾、

重复衰落、痉挛琴弦。十种怪脉，疑难急症。

病机诊断

体液为纲，气质禀性，热冷湿燥，分类辨章。

热气偏盛，关节松弛，耗散体液，口渴纳差，

呼吸涣散，皮肤泛红，汗多尿少，黄液增量。

冷气偏盛，脏器拘收，肌肉紧缩，便秘尿多，

皮肤偏白，无汗身凉，消化增强，黄液耗散。

湿气偏盛，洁净肤色，脏器柔嫩，体液淤腐，

胃肠易垂，炎肿脓疡，体液余剩，身重易困。

燥气偏盛，禀性气干，皮肤干燥，肤色黝黑，

脑干健忘，黄液氧化，黑液丰富，液易沉淀。

体液过剩，脉道饱满，过度膨胀，代谢紊乱，

脉管瘀滞，梗死破溢，绞痛偏瘫，中风癫狂，

多血质症，面赤视弱，静脉充盈，皮肤发紧，

行动迟缓，脉搏实满，尿浊色深，食欲不佳，

肢体困重，梦境压抑，身倦烦累。黑液过剩，

面色苍白，身形消瘦，体液闭塞，流通不畅，

或因过剩，淤阻沉淀，土质成化，身热困顿，

肝脉瘀滞，食浊累积，壅滞痞胀，静脉闭塞，

皮肤黄染。白液异化，气液膨胀，瘀滞肿满，

触摸柔软，伸展疼痛，烦躁不安，抖动呃逆，

听声叩诊，汩汩隆隆，气肿时移，液肿固定，

困重发热，炎性肿痛，黏液肿软。黑液肿硬，

脓性肿痛，发热形瘦，眼窝凹陷，舌苔粗糙，

脓溃寒战，浊净肿消。黏痰尿浑，呕物便腥。

恶肿散移，脑移耳后，肝移腹沟，支配脏器，
最易受累。器官转移，预后不良。隐潜毒瘤，
低位转移，气粗胸闷，锁颈疬瘰，高位转移，
累脑重危。瘀阻滞流，咯血骨痛，脓败破溃，
潴留体内，气血瘀阻，疝气梗阻，晕厥抽搐。

疼痛甄识

疼痛机理，分型辨识，体液瘀滞，疼痛如钻；
体液缩挤，疼痛似压；体液腐坏，疼痛束紧；
体液寒凉，疼痛纯钝；体液气化，疲劳而痛；
脏器炎肿，感觉重痛；体液酸化，引起锐痛；
异常体液，激惹似痛；体液咸辣，痒痛时发；
体液梗塞，针刺样痛；液聚腹肌，松弛而痛；
炎液牵拉，穿透而痛；气液急行，撕裂而痛。
热性炎肿，抖动跳痛。阻闭拒按，血肿聚积。

疲劳时发

禀性失调，禀寒帐迷、禀燥脏缩、禀湿弛滞、
呼吸无序，失血液亏，发热虚汗，心脑衰弱；
溃疡发热，体液液化，扩散转移，拘谨疲劳；
过度劳累，代谢储留，肌纤纵拉，惧动疲劳；
炎症肿胀，体温升高，肤色改变，肌酸触痛，
红肿热痛，疲惫乏力；干燥疲劳，静卧不动，
过劳食稀，气候干燥，营养不良，戒食过度。

排泄异常

排泄过度：禀性变寒，脏器干燥，脉管瘀滞，
肌肉抽搐，口干欲饮。排泄不畅：先天衰败，

废物量大，潴留结实，代偿转移，成石化毒；
引发便秘，湿性痉挛，炎性疮疖，脓毒肌寒。
屈而不伸，其病在筋，伸而不屈，其病在骨。

寒热易病

寒主收引，筋挛骨痛，热主舒伸，筋驰肉缓。
仰者多热，覆者多寒，足伸为热，足踡为寒。
高大红肿，热痛属痈；漫肿无头，根深属疽；
顶白根硬，痛麻属疔；个小表浅，化脓属疖。

舌诊指南

舌诊须分，舌质舌苔：舌质枯白，瘦小血亏；
舌质淡白，肥润寒盛；舌绛主热，舌紫浊毒；
舌形肿胀，白液痰饮，舌瘦干瘪，禀性衰败；
舌面点刺，黄液干热；舌面裂纹，液亏气衰。
舌苔厚薄，苔薄病浅，苔厚痰滞；苔润液盛，
苔燥津亏，苔腐浊积，苔腻痰湿，苔滑寒湿。
黄苔主热，炎性感染，黑苔主里，脓性炎症。
验舌虚实：实则坚敛，其色苍老；虚则浮肿，
其色娇嫩。阴虚阳盛，其舌必干，阳虚阴盛，
其舌必滑。舌起瘭凸，胃肠实热，舌糙秽浊，
黏多痰涎，厚腻食积，厚腐液败，内痈疮脓。

辨证纲要

回医辨证，注重气质，内因心理，外因形态，
融东汇西，内外兼顾，既注外形，又重内心。
形色气脉，气质体液，阴阳虚实，表根慢急。
禀赋厚薄，年岁老少，身形肥瘦，性情缓急，
境地贵贱，风气柔强，天时寒热，昼夜轻重，
气色吉凶，声音高下，受病新久，太过不及，
旱物不生，火偏盛也，涝物不长，水偏盛也，
知常达变，智圆法正。治病求本，澄源流清，
至实赢状，误补益疾，至虚盛候，反泻含冤。

阴阳辨证

阴证似阳，清之必毙，阳证似阴，温之转伤。
阳气有余，身热无汗，阴气有余，多汗身寒；
恶寒发热，发于阳也，无热恶寒，发于阴也；
阳盛阴衰，脉象洪大，舌红苔燥，口渴壮热，
抑阳滋阴。阴盛阳衰，脉象沉迟，舌白苔润，
腹痛下利，温阳摄阴。潮热阴阳：阴虚之证，
脉细数乏，舌红少津，颧赤唇红，五心烦热，
咳嗽盗汗，治宜滋阴。阳虚之证，脉沉有力，
舌苔黄燥，烦躁喘满，大便秘结，谵语狂乱，

治宜抑阳。证有真假，凭脉辨别；脉有真假，
凭舌辨别；实证脉大，躁疾有力；虚证无力。
实证舌干，燥焦黄坚；虚证满舌，且胖且嫩。

三维辨证

综合气质，症候疾病，名曰三诊。形态结构，
生理功能，心理特征，名曰三维。施治求审，
禀性配属，分析体液，气质病机。症候辨证，
重辨病因，病位病程，疾病属性。禀性盛衰，
冷热干湿，体液异常，有余不足，识病治疗。
症状之有，只有感知，却无形色；体征之有，
既有形色，却无感知。审因求证，辨性识质。

辨证依据

白液气质，从阴化寒，易风易寒，阳气素弱。
黄液气质，从阳化热，易湿易热，阴血不足。
红液心理：性情活跃，动作灵敏，神情疲惫。
形体特征：身体均衡，不胖不瘦，眩晕不寐。
黄液心理：性情急躁，动作迅猛。形体特征：
身热偏胖，目赤便秘，面赤目黄，舌红脉数。
黑液心理：性情脆弱，动作迟钝。形体特征：
胖瘦均见，胸满肋胀，目黑肌瘦，不安易惊。
白液心理：性情沉静，动作迟缓，肌肉松软。
形体特征：肥胖腹软，身重不爽，小便清长。
阴虚气质：体形瘦长，性情急躁，活泼好动，
手足心热，口咽鼻干，舌红少苔，便秘尿少。
阳虚气质：体形白胖，性情沉静，精神不振，
畏寒肢冷，喜热自汗，舌淡苔润，便溏尿清，

实证有余，虚证不足。阴虚热燥，阳虚寒湿。

黑体液质，阴中有阳，红体液质，阳中有阴，

白液阴证，黄液阳证，阴阳消长，体液转化。

水质之人：肤白内黑，面多皱纹，头大颐宽，

肩小腹大，行走摇摆；待人至诚，不敬不惧。

火质之人：肤赤光亮，面瘦匀称，头小齿宽，

肩背腰腹，肌肉丰满，性急多虑，敏锐明理。

气质之人：肤色泛红，头小面长，肩宽身高，

心机才智，劳心孤独，情绪淡漠，沉静寡言。

土质之人：皮肤黑黄，头大面圆，背满腹大，

肌肉丰满，执着安静，自律俭朴，坚毅有恒。

寒性气质：疲乏无力，少气懒言，便溏尿清，

畏寒肢冷，脉微舌淡，面白粗糙，倦卧嗜睡。

热性气质：身热心烦，躁动不安，口渴饮冷，

灵敏好动，便秘尿赤，面红光亮，脉数舌红。

湿性气质：身体困重，快乐沉稳，面萎体胖，

胸闷唾多，咳痰稀薄，纳少呕逆，脉濡苔腻。

干性气质：皮肤干涩，口鼻干燥，毛发不荣，

性情急躁，感情脆弱，便干尿少，脉细舌干。

湿热太过，红液气盛，面色深黄，润而有光，

唇紫不燥，舌红湿润，苔厚黄腻，便黄气臭。

干从热化，黄液气盛，面色干苍，唇红紫燥，

舌深红糙，舌瘦涎少，苔深黄薄，便干尿赤。

湿从寒化，白液气盛，面色晦白，唇色淡白，

舌淡胖湿，苔薄润黑，便溏黄腐，小便清长。

燥热太过，黑液气盛，面萎白干，唇淡枯燥，

舌淡涩瘦，苔白不润，便干色淡，小便短少。

辨证原则

一曰气质，禀性体液；二曰心身，身躯形态，
心理行为。三者结合，综合分析，辨识层次。
一辨形态，结构特征：外而体格，体型姿势，
发育营养；内而脏腑，经脉气血，体液质量。
二辨生理，功能特征：反应协调，体液盛衰，
免疫抗病，适应外界，调节能力，新陈代谢。
三辨心理，性格特征：情绪倾向，感情色彩，
认知速度，意志强弱，行为表现，三维辨证。
气质特性，须知六性，基因遗传，相对稳定，
有限变异，禀性多样，地域趋同，动态可调。
西方辨证，注重精神，强调心理，性格特征，
根据内在，把握差异；东方辨证，注重形态，
强调生理、姿态肤色，根据外在，把握分类。
回医结合，衷西参东，三维辨证，全面准确。

调治大法

治法要旨

未病先防，保护正气，调节精神，增强体质；
药物预防，人工免疫，适时养生，顺应自然；
抑和喜怒，调节刚柔，恬憺虚无，精神内守；
既病防变，及早发现，及早治疗，救其已败。
依据疾病，程度阶段，选择治则：表根慢急，
先后主次。七因定则：因时因地，因人因病，
因根因种，因级因期，因急因危，制定治则。
回回药方，治方有奇，方自西域，希腊波斯，
舶药名异，阿文音译，阿牙剌只，类方有十，
调理泻剂，天方神药，每年冬季，人人遵服。
他而牙吉，千年古方，唐时传入，名底野迦，
善解百毒，愈病百疴，病家必备。答洼兀里，
活血通络，清除黑血，养脏通腑。古阿里失，
加减九方，健脾开胃，消食化积，治胃良方。
辛窜芳香，燥湿祛风，破瘀通络，消肿止痛，
祛痰消积，逐水攻坚，疏通肠胃，清除病理，
黑血浊痰，疾病根源，消脂化瘀，活血通络。

治法活用

治有三要，动静导引，饮食调养，药物调治：
寒化干化，热化湿化；湿寒干寒，干热湿热。
寒者热之，热者寒之；湿者燥之，燥者润之；
壮水之主，以制阳光，益火之源，以消阴翳，
寒利白黑，折损红黄，热利红黄，有损白黑；
动利红黄，静养白黑，性液关系，运以治偏。
病液清除，沉液燃烧，成熟清除，抑浊扬清，
相辅相成。禀性调治，四性和谐。体液调治，
重在质量，输布均衡，过盛不足，瘀者行活，
浊者清除，净心洁体，保持清净，增强体质。
调整气质，助气祛邪，药物治疗，饮食调补。
四时阴阳，万物根本，春夏养阳，秋冬养阴，
寒暖适体，勿侈华艳，户枢不蠹，流水不腐。
激发呼吸，滋养气管，珍珠蜜糖，凝聚呼吸，
樱桃楮李，琥珀珊瑚，增添热性；多榔菊苣，
樟脑玫瑰，牛舌香草，配天青石，分离黑浊；
芳香味甜，麝香草根，胡椒汁液，产生悦感。
香气稀薄，濡养心肺；甜味浓缩，营养肝肺。
治法先后：先治炎症，后治溃疡；先治阻塞，
后治发烧；先治热证，后治麻痹，先急后慢。

饮食三卫

调宜四性，唯善唯良，泻其有余，补其不足。
饮食目的，不仅充饥，营养心身，重在三卫：
一曰卫生，二曰卫性，三曰卫义。食物洁净，
无污无毒，卫性本善，凭食禀性，调养人性，

物性不良，人禀非良，食性暴烈，人性亦烈。
审物形象，食饮择性，气欲之资；食之性善，
助人志奋，勇于行道；食之不善，耗蚀性良，
事理乖张，事非不辩，邪正不分，言行不节，
功行不谨，至暴侵夺，悭吝残忍。世人防戒，
草木之毒，禽兽之害，反无忌惮，恶物惑性。
饮食唯良，必慎必择，良以作资，乃益性德。
审慎择食，食哈俩目，勿哈拉目，尊崇自然，
饮食合乂。食之不乂，滋之不乂，食之不洁，
滋之不洁，旁流异端，执着从臆，多食野兽，
其性如之。信仰纯贞，食而有味，饮而有益。
饮食七宜：食早勿迟，食暖勿凉，食少勿多，
食淡勿烈，食缓勿急，食软勿硬，食粥养生。
一日三餐，三分食物，三分水饮，三分氧气。
食贵有节，水饮为先，呼吸有度，营养至精。

药食调养

药食兼施，安身之本，必资于食，不知食宜，
不足存生。救疾之速，必凭于药。不明药忌，
不以除病。夫为医者，洞晓病源，知其所犯，
以食治之；食能排毒，亦安脏腑，悦神爽志，
以资血气。用食平疴，释情遗疾；食药同用，
食借药力，药助食性，相得益彰。谷肉果菜，
食养尽心，美味佳肴，无使过之，伤其正之。
形不足者，温之以气，精不足者，补之以味。
五色滋脏，五味调性，五性调质。四季宜养，
当在春夏，万物争荣，无植不华，五色馨香，
及当秋冬，众芳零落，无华不实，五味燥湿。

草谷性平，养脾益肌；木谷性和，养肝益筋；
藤谷性温，养肺益气；肉谷性暖，养心益血；
水谷性热，养肾益精。青则滋肝，黄则滋脾，
赤则滋心，白则滋肺，黑则滋肾。五香透窍：
悠者醒肝，甜者醒脾，清者醒心，远者醒肺，
浓者醒肾。五味调性：酸者益肝，甘者益脾，
苦者益心，辛者益肺，咸者益肾。五蔬阴补，
五果味补。食物质稀，能使血液，过度氧化；
食物质稠，能使血液，黏而液化，搭配相宜。
天方五饮：泉水利肝，血脉滋生；乳汁利肾，
筋骨强壮；果浆利脾，肌肤舒畅：花露利心，
精神爽朗；蜂蜜利肺，呼吸清爽，咳喘无扰。

疼痛诊治

治痛之要，急则止痛，慢则治根，分清主次，
先急后慢。致痛刺激，既自外来，亦生于内，
经络受阻，拘急牵引，经脉空虚，血涩液浊，
气血不通，通则不痛，痛则不通，痛触心脑，
纳使抗争，脑通动止，脑寂痛微，脑躁痛甚，
元神之府，纳无通有，心脑感知，触于中枢，
液为基础，气乃运通，气行液畅，疼消痛止。
治痛之法：使之寒冷，药物安慰，莳箩亚麻，
木樨甘菊，芥子杏仁，梅树干脂，炭化铅粉，
西红花粉、乳香没药、元胡三七，药葵豆蔻，
佐以轻泻。强力止痛，鸦片罂粟，曼陀罗花，
种子树皮，黑白莨菪，死的龙葵，莴苣种子，
雪与冰块。急则治标，缓则治本，治痛内因：
体液过剩，禀性突变，气血不通，食积胀气，
炎症渗溢，浊液沉积，寒热衰败，审因施治。

特色疗法

治法凭剂，膏丹丸散，糖果药露，醋蜜舐膏，
软硬油膏，滴鼻取嚏，漱口灌肠，熏蒸药浴，
搽贴涂抹，刺放浊血，艾药烙灸，吐泻补益。

烙灸疗法

又称烧灼，或用药灸，或金属烙，经络穴位，
烙灼肌肤，流水流脓，激发禀性，调理体液。
阻止损伤，以热治寒，消散腐败，平衡体液，
止血溢流。生灰石碱，芥子火泥，施术勿伤，
神经脉络，筋膜韧带。手法轻柔，灼位准确，
烧处位深，必施套管。灼周敷护，醋浸黏土，
或滑石粉，冰玫瑰液，或药湿布。保护组织，
免受伤害，适度即止。杯吸放血，如同拔罐。
移除病液，引里达表、减轻疼痛。水蛭吸血，
主治溃疡、硬斑脓疱。少年慎补，老年慎泻。
生物灸贴：芥子甘遂，碱草石灰，芫花红矾，
冰片香精，火山海泥，蓖麻大戟，浓醋椒油，
橄榄热油，蘸药贴灸，药茎药柱，燃顶点灸。

放血疗法

选中病例，消毒器具，浅表静脉，刺破放血，
流出病血，刺激神经，调节体液，疏通经络，
化解瘀血，消浊除腐，化脓炎症。适宜治疗：
多血质病，寒症疫毒，黑血浊痰，疮疡癫风，
黄水风湿，体液黏滞，痛风肢肿，眼炎咽肿。

药物外治

内病外治，口眼歪斜，口嚼豆蔻、丁香菖蒲，
中风筋抽。药物洗浴，坐浴足疗，药熏擦摩，
药物含嗽，外敷贴拓，佩药喷撒。药物脐疗，

滴鼻疗法

历史悠久，值得推广。药汁滴鼻，嗅质于脑，
嗅根于鼻，鼻通于脑，唯鼻路径，药通于脑，
脑又支配，神经精神，脑嗅功著，学习记忆，
鼻有加温，过滤浊毒，湿润空气，定位方向，
辨味觅食，择偶避祸，牵固亲情，繁衍生殖，
情感交流，信息索识，悟性思维，脑病防治。
鼻滴香药，调节记忆，改善抑郁，减肥美体；
薰衣草油，滴鼻治疗，调节血压，舒缓疲劳；
胰岛素液，改注滴鼻，治高血糖，方便有效；
药西瓜油，滴鼻治脑，中风瘫痪，偏正头痛；
水蛭提液，滴鼻心脑，心肌缺血，梗痛缺氧，
降低黏度，抗凝消栓。更多鼻疗，另详述介。

调理轻泻

古医疗法，广泛应用：清除病液，调理禀性，
成熟沉液，便于清除。临床随症，配伍药性，
特性有五：分解溶化，番泻碱草；润滑通畅，
亚麻橄油；解毒化浊，黎芦大黄；分泌黏液，
芦荟诃子；辛辣刺激，生姜韭子。灵活组方。
寒性体液，金莲花宜，热性体液，薄荷玫瑰。
泻后恢复，服桃金娘、檀香木水、樟脑果汁。

回药药理

气味功效：四元三子，气质属配，十二质味，
寒热干湿，禀性四级。植物之类，辛甘酸苦；
矿物之类，涩淡臭咸；禽兽之类，焦香腥膻。

药味十二

辛味火性，多为果实，发散行气，活血健胃，
荜茇胡椒，辣椒肉桂，茴香孜然，草果陀罗。
甘味气性，多为中空，滋养补脾，缓急润燥，
各种瓜类，莲藕芡实，椰果诃子，木瓜莳萝。
酸味水性，多为繁花，收敛固涩，生津坚阴，
杧果石榴，罗望余甘，梅果五味，茱萸杨梅。
苦味土性，多为坚质，清热泄浊，燥湿健胃；
黄柏大黄，兜铃橘梗，芦荟山栀，板兰苦根。
焦味火性，多为蛰虫，消食止血，通脉解毒，
香虫地龙，土鳖蛴螬，斑蝥水蛭，蜈蚣全虫。
香味气性，多为胶脂，醒脾开胃，行气化瘀，
龙涎苏合，安息乳没，血竭橄油，椰枣沉香。
腥味水性，多为鳞介，滋补健胃，益肾行水，
砗磲甲香，山甲海马，虾壳鱼油，海兔昆带。
膻味土性，多为畜兽，补气益血，温阳强骨，

牛羊鹿驼，腽肭胎盘，乳奶牛黄，皮肉蹄筋。

涩味火性，多为砾砂，收敛固精，止血补露，

赤石蒙脱，皓矾蕊石，密陀代赭，海蛎火岩。

淡味气性，多为雾露，渗湿利尿，茯苓菟丝，

松罗石斛，木耳蘑菇，灵芝松茸，菟丝紫菜。

臭味水性，多为蚌珠，解积宣散，镇静安神，

玳瑁珍珠，文蛤珊瑚，土鳖牡蛎，蛤蚧珂蜊。

咸味土性，多为矿石，软坚润下，补肾养血，

琥珀磁石，曾青血石，岩盐玉屑，棘皮化石。

四元八法

火质干热，味涩辛焦，气质湿热，味淡甘香，

水质湿寒，味臭酸腥，土质干寒，味咸苦膻。

三子气胜，各属三类，矿植活物。金胜彤庞，

砾砂雾露，蚌珠矿石。木胜形质，果实中空，

繁花坚质。活物形质，蛰虫飞禽，鳞介走兽。

气味十二，各属其性，各从其类，药物治病，

尊性依级，药食有理。治病之情，八法有余。

药贵法施，百药配伍，依法佐方，治疗得济。

汗和下消，吐温清补；汗以散之，泄脉外郁；

和以疏通，调理功能；下以通浊，开结逐水；

消痞散结，化食导滞；催吐毒物，淡渗涩收。

停饮痰涎，清热祛郁；外感之火，以凉为清，

内伤之火，以补为清；温法祛寒，助阳消凝；

补益气血，调和阴阳；芳香理气，疏肝和胃，

平喘降逆；活血祛瘀，凉血止血；利水祛湿，

清利湿热；祛风化痰，安神定心；固涩收敛。

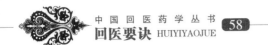

红液质人，宜吃湿性、热性食物；黑液质人，

宜吃保湿、寒凉性物；热性红液，宜低营养、

偏寒食物；白液质人，宜吃质稀、热性食物。

回医香药

药香效奇

回药舶来，历史悠久，功效神奇，香飘世界。
乳香没药，阿魏芦荟，阿拉伯胶，郁金罂粟，
罗勒芸香，莳萝辛夷，大小豆蔻，砂仁草果，
丁香茴香，洋葱芫荽，肉蔻荜茇，胡椒八角，
香茅香薷，葫芦巴子，番红花蕊，紫苏芥子，
肉桂芹菜，月桂良姜，迷迭神香，牛至堇花，
留兰香叶，薰衣草芳，梅丽沙花，香青兰佳，
合欢皮花，沉香艾叶，玫瑰花露，薄荷水仙，
阿月浑子，马思达吉，橄榄椰枣，无花果甜，
雪莲降香，白芷木香，紫檀零香，紫茸甘松，
茉莉香橼，佩兰香樟，甲香泽兰，菖蒲瑞香，
地椒藿香，胡桲柳子。中医四香：沉檀桂麝。
回药六宝：苏合龙涎、安息冰片、樟脑麝香。
馨香走窜，通脉活络，开窍醒脑，救急良药。
胡姓回药：胡桃芦巴，胡椒胡葱，胡荽胡麻，
胡萝卜根，胡桐泪脂，回豆回米，回香回青。
番姓回药：番红兰花，麦加番泻，番木鳖子，
番木瓜甜，番石榴子，番荔枝果。药食兼备，

香药功效，药性芳香，保健治病，广泛应用。
辟秽除浊，扶助正气，抵御邪气，养生防病，
制剂繁多，熏香炷香，枕香佩香，丸散膏露，
性具疏散，外走肌表，开宣毛窍，芳香疏泄，
宣毒透疹，解毒消疮，宣肺止咳，温里散寒，
解表散郁，悦脾开胃，运化食物，增进食欲，
纳谷消食，化湿去浊，宣化湿浊，消胀除痞，
复脾健运，主治脾滞，痞满呕吐；通窍止痛，
行散走窜，芳香上达，行气活血，透达经络，
通经止痛，消肿散结，主治肝郁，气滞血瘀。
温通经脉，心腹诸痛，经闭痛经，症瘕积聚，
痈肿疮毒，收敛止血，燥湿敛疮，敛肺涩肠，
开窍醒神，启闭苏醒，芳香药理，性能主治。

香药疗法

历史悠久，海上陆上，香药之路，风帆往来，
商贾云集，东西医药，频繁交流，入住中原，
大宗香药，走进生活，菜肴烹饪，日用食材，
食品调香，烹饪矫味，祛臭着色，抗微生物，
防腐保质，加工食品，高效利用，精油乳液，
饮料糖果，炸烤蒸炒，肉油糕点，广泛使用。
香药功著，净化血液，促进食欲，帮助消化，
增强心力，促血循环，减少血栓，抑血聚集，
降胆固醇，降压降糖，抗过氧化，维护肝功，
降转氨酶，健脾和胃，缓解痉挛，祛风除湿，
利尿消肿，养生保健，缓解焦虑，温和镇痛。
乳香追毒，调气活血。没药定痛，散血去瘀。
血竭活血，化瘀止血，生肌敛疮，降脂降糖。

龙涎香品，行气活血，散结止痛，利水通淋。

龙脑冰片，通窍散火，去翳明目，消肿止痛。

安息香脂，行气活血，开窍醒脑，辟秽防毒。

苏合香油，通窍辟秽，开郁豁痰，缓解炎症。

樟脑通窍，杀虫止痛。菖蒲理气，活血去湿。

迷迭香草，健胃发汗。艾纳香叶，活血除湿。

丁香温中，暖肾降逆。八角茴香，温阳散寒。

木香行气，温中和胃。沉香降气，温肾纳气。

紫檀心材，消肿定痛。紫茸清热，凉血解毒。

合欢树皮，宁心解郁，和血消肿，花能安神。

阿魏消积，杀虫理气。郁金香花，除心腹气。

胡椒用于，腹泻肾炎，咳喘失眠，皮炎湿疹。

荜茇温中，散寒止痛，抗菌消炎。荜澄茄果，
温暖脾胃，健胃消食。草果燥湿，温中截疟，
消食化积。砂仁理气，化湿温中，和胃消食。

大小豆蔻，行气暖胃，消食抗疟。胡卢巴子，
温补肾阳，祛除寒湿，消胀美容。姜黄活血，
行气通经，通络止痛，降压抗菌。高良姜根，
抗菌散寒，温胃消滞。肉桂助阳，散寒止痛，
温通经脉。肉豆蔻仁，温中止泻，抗炎抗瘤。

洋葱降脂，软化血管，杀菌健胃。小茴香子，
散寒行气，止痛抗菌。芫荽散寒，透疹健胃，
止血消食，分泌胆汁。莳萝行气，温脾开胃，
散寒解毒。芹菜全草，平肝潜阳，清热利湿，
凉血止血，解毒消肿。芥子通络，温中散寒，
利气豁痰，消肿解毒。紫苏解热，抗菌解毒。

罗勒抗菌，疏风行气，化湿消食，活血解毒。

薄荷解痉，疏散风热，清利头目，利咽透疹。

海索草香，名牛膝草，主产希腊，香气浓烈，
泡茶治咳，药膏抹胸，充血清肺，洁净空气。
砂仁和胃，益气健脾。草果燥湿，健脾祛痰。
金合欢皮，消炎排脓，收敛止血，制作儿茶。
按摩香油，消除疲劳，香药研发，方兴未艾。

养生要旨

养生综述

劳逸适度，形端影正，源洁流清，有动有静，
无病无痛。早睡早起，没病惹你。目不久视，
久视伤血；目勿妄视，妄视伤神。内外干净，
污去心明，剪甲去穿，齐髭保上，有病求医，
养生有益，常食鲜果，保健祛毒，脏藏腑通，
养身之道，饮食为大，值素亦荤，听命自然，
肉食禁忌，不可不知，可食畜养，牛羊鸡鹅，
山野鹿兔，水潜鱼虾，飞禽鸟鸭。不可食者：
刁抢残酷，鹰鹞虎狼，形异性僻，鳖鳝猬狸，
秽污不堪，豕犬驴骡，乱群性异，猫鼠蛇獭。
平时食用，贪吃嗜味，沆瀣不分，血浊液混，
五脏不洁，渣浑脂凝，体热熇煸，内火焚起，
六腑不畅，浮满红肿，痈上生疥，寒则遗溺，
湿肿痞结，病生疾起。洁食定时，酌量清鲜。
一切不善，嗜欲为先，气血逆乱，道德先绊。
调气养性，静心养性，宽胃养气，摄生调治。
动以御寒，静以避暑，动宜黄红，静宜白黑。
劳而不息，精力倦怠，戕其身心，禀性衰败。

暴喜伤心，暴怒伤肝，暴恐伤肾，过哀伤肺。
法于阴阳，和于术数，饮食有节，起居有常，
恬淡虚无，真气从之，精神内守，病安从来。
修身以礼，明心以道，尽性复命，是谓人极。
饮食清洁，谨和五味，骨正筋柔，气血以流，
腠理以密。五味入口，各有所走：食酸走筋，
易患癃闭；食咸走血，令人口渴；食辛走气，
令人洞心；食甘走肉，令人悗心；食苦走皮，
皮槁毛脱，五味所伤。饮食不洁，损伤胃肠。
不鲜鱼肉，腐烂菜果，病畜之肉，秽饭馁肉，
臭鱼毒虫，自死疫死，污染有毒，皆不可食。
父母育孕，节欲制情，检身习礼，益于性情，
神清气定，养胎益教，父鞠母育，功较天地，
教之以礼，授之以业，勿以男喜，勿以女忧，
形有男女，礼有嫡庶。胎教生前，礼教幼习，
学教少知，富教以礼，贫教以节。子孝有十：
敬事而顺，洁诚而养，奉以亲身，执守良业，
勤学敏善，不危其身，不辱其名，奉于无过，
亲在其事，亲守其爱。交友之道：始于合志，
中于合义，终于成全，挚交良友，两世之福，
照垢之镜，疗疾之医，交友以德，识人以行。
常洁沐浴，盛服佩香，修身齐家，勤谨持业。

调气养性

养生之本，重在养性，身回太清，性归纯真，
调气养性，包括精神，情趣爱好，心理素质，
道德培养，人格修养。气之调养，并非气功，
体壮身健，心广体泰。人以气生，阴阳升降，

气血运行，营卫转运，五脏相生，皆元气者。

气盈则盛，气虚则衰，气顺则平，气逆则病。

元气为根，统摄诸气：以肾为名，发生之气；

以肝为名，调和之气；以心为名，元宗之气；

以脾为名，谷养之气；以肺为名，呼吸之气；

以脑为名，灵慧之气；以胆为名，升发之气。

调气之法：无求培气，欲望强烈，有损元气；

宽胃养气，饮食清淡，不可饥饱，胃伤气逆；

心平气和，怒喜过度，忧思伤气，淡化得失，

戒骄戒躁，自我排遣，克念生福，作念百殃；

长啸舒气，以养宗气，歌者长寿，吟诗哼唱，

舒畅心情，排除杂念，勿我两忘，胸腹宽畅；

安静通气，以养生气，身清心静，焕发脑力，

协调气质，减少能耗，心静神安，老而不衰；

亲近自然，放眼世界，天地明志，风月陶情；

大地为友，效其谦下，而能承当；山林为友，

效其清静，而参造化；江海为友，效其润泽，

而滋古今。平衡阴阳，调和六脉，心平气和。

养生果茶

三大圣果：安石榴果，橄榄树果，无花鲜果。

勒果三品：诃黎勒果，庵摩勒果，毗梨勒果。

鲜美品优，育养气力，摄生保健，治病愈疾。

回回茶饮，八宝盖碗，传承悠久，保健尤佳。

清热泻火，冰糖窝茶，脾胃虚寒，砖块红茶，

消食化脂，山楂决明。三香五味，养生果茶。

白八宝茶：甘菊芝麻、冰糖核桃、葡萄沙枣、

无花果干、茉莉花茶，适宜春夏，干热禀性。

红八宝茶：桑葚枸杞、红枣山楂、柿饼蜜枣、

桂圆干果、红糖红茶，适宜秋冬，寒湿禀性。

黑八宝茶：桂皮五味、芝麻山萸、蓝莓黑枣、

青梅决明，普洱黑茶，宜糖尿病，痰湿禀性。

果饮茶香，长饮养生，果茶繁多，据体调配。

茶能除垢，涤秽醒脑，消脂瘦身，姜茶治痢，

糖茶和胃，菊茶明目，烫茶伤内，饭茶消食，

酒茶解醉，午茶精神，晚茶难睡，漱茶洁齿。

适时宜养

粥疗早餐，老少咸宜，养生治病，营养良剂，

静心安眠，粥加白莲，养肤荣颜，粥煮红枣，

气短虚弱，多加山药，贫血面白，煮花生衣，

心虚怔忡，桂圆米粥，要除口臭，荔枝煮粥，

清退高热，粥加芦根，血压头晕，胡萝卜灵，

保肝养益，枸杞最妙，口渴心烦，猕猴桃粥，

头昏多汗，薏米粥伴，若要目明，粥加旱芹，

消肿利水，赤豆煮粥，便秘气虚，藕煮蜂蜜。

精细杂合，荤素混合，多食蔬果，五味调配。

品质清和，食味淡薄，远离肥甘，低糖低脂。

春季宜食，蔬菜瓜果，肉汤豆类，少食生冷，

油腻辛辣；夏季宜食，果梨西瓜，绿豆苦瓜，

木耳豆腐，鸭兔肉淆；秋季宜食，银耳燕窝，

百合蜂蜜，猕桃樱李；冬季宜食，羊肉雀蛋，

韭菜洋葱，牛乳常饮，佐姜椒葱，助阳调气。

老年便秘，盐水煮鸡，甜菜洋葱，水龙骨根。

无花果宜，蜜水浸渍。尿道不畅，宜食欧芹。

肺阻逆喘，用牛膝草、掌叶线蕨，佐以肉桂。

运动减肥，减少吸收，食咸轻泻，多洗多摩，
涂擦散油：野生黄瓜、药用蜀葵；龙胆草根、
莳萝子油、诃子糖浆、紫草药糖、虫胶糖浆。
多醋少盐，淡食延龄，食贵有节，饮食以时。
多闲荡志，多睡荡功，多食昏神，多乐招悲，
苦凉利病，甘甜酿疾，管好口嘴，迈步慢走，
坚守五功，修身正心。沐浴卫生，洁身净心，
每日五礼，祈祷沐浴，大洗谓卫，小洗谓生，
污垢去除，舒通毛孔，净卜洁根，漱口洁语，
净鼻除臭，洗脸洁容，洗头悟醒，洗耳悦闻，
洗肘尽力，洗脚勤奋，先上后下，先右后左，
除污防毒，御邪愈病。

运动健身

形体活动，意守养神，调息练气，心静身动，
内外和谐，气血周流，形神一体，阴平阳秘。
不忘劳作，形与神俱，尽享天年。然则今人，
以酒为浆，以妄为常，醉以入房，欲竭其精，
耗散其真，不知持满，不时御神，务快恣欲。
七情汹涌，惶惶不安，精气暗耗，神魂动摇，
功能紊乱，生机不固，失落沮丧，安能久长。
逆于生活，起居无常，半百而衰。重视养生，
适时休息，节其劳苦，育其生气，调养禀性。
多闻体要，博见善择，喜嗜勿偏，善调饮食，
慎度起居，适应寒温，和喜平怒，慎择良医。
志闲少欲，心安不惧，形劳不倦，气从以顺。
发宜常梳，面宜多擦，目宜常运，耳宜常弹，
齿宜数叩，舌宜舐腭，津宜数咽，浊宜常呵，

腹宜常摩，谷道常提，肢节常摇，足心常揉，

皮肤常净，背宜常暖，胸宜常护，二便通畅。

屋宇清洁，沟渠通浚；室大多阴，台高多阳。

坚忍真性，不坏其根，保定真气，不疲其枝，

法时平顺，和于阴阳，情志调畅，心怡神爽。

衣必洁净，食必善良。膳先蔬果，缓食脂肉。

喜怒伤气，寒暑伤形，暴怒伤阴，暴喜伤阳，

绝欲延寿，劳神损命。修身养性，食资道德。

大德其寿，修身以道，有德则乐，乐则能久，

内心坦然，助人为乐，无私无虑，豁达开朗，

厚德载福，安性自娱，知足常乐，颐年高寿。

附一

清真至理

清字百言

清主圣明，清本超然，清无干染，清微自明，
清始无空，清终永存，清教自立，清合天人，
清用聪明，清相习近，清志不惑，清甘贫淡，
清富不贪，清明要道，清典述训，清世垂万，
清和为善，清慈为怀，清福厚智，清斋洁心，
清言利亲，清节饮食，清减痼寐，清习勤勉，
清克己私，清除晦蒙，清增忆想，清知艰难，
清以周济，清润雨露，清欲不炽，清光透彻，
清身世荫，清规则圆，清矩则方，清经持世，
清水沐浴，清心洁体，清谓至诚，清忠孝悌，
清敬尊长，清学博智，清水流长，清源洁流，
清言理明，清修道德，清视功名，清务后世，
清轻今生，清廉自乐，清道识途，清香花奇，
清饮琼浆。清性四本，清水火土，清寒热燥，
清体禀性，清时显用，清育四液，清黄红黑，
清禀气质，清培木草，清谓育长，清滋金石，
清谓坚固，清合生机，清谓活性。清真七行。
清命为火，清血为水，清气为风，清身为土；

清火性烈，清水性荡，清气性飘，清土性浊；

清金性刚，清木性柔，清活灵动。清窍五官，

清觉动止，清纳五色，清知五味，清腑藏脏，

清系性命，清肝心脑，清元三力，清升浊降，

清扬浊抑，清泻调理，清液益质，清呼气畅，

清气著灵，清气应内，清静承外，清脑心宰。

清经通儒，清精大成，清真至理，清功敬事。

真字百言

真者正也，真实真切，真全纯一，真归一体。

真性唯一，真性存在，真性无限，真性流溢；

真一止一，真无比拟，真乃无始，真乃无终，

真非所生，真无从生，真无似相，真非体性，

真无往来，真无处所，真无时光，真无抑扬，

真无开合，真无倚赖，真无气质，真无囿物，

真不同物。真乃单一，真非数一，真乃数万，

真所谓一，真乃种子，真数之主，真囿于万，

真因道契，真不更易，真理道定，真信不笃，

真一清净，真不染于，真若太阳，真荫月辉，

真无不照，真无滞障，真彻万物，真体交辉，

真命元化，真含妙质，真藏性智，真仪阴阳，

真心宰身，真性切命，真滋品类，真应物汇。

真极两仪，真太阴阳，真生四象，真蕴四元，

真元三子，真一七行，真露四液，真内浊外，

真禀四性，真汇万有。真极尊贵，真至妙玄，

真能判断，真静本体，真动作用，真体两称，

真理始成，真显动静，真名独著。真本原知，

真无不知，真本原活，真无不活，真本本观，

真无不观，真本本听，真无不听，真本自能，
真无不能，真本自立，真无不立，真使生死，
真使贵贱，真使知觉，真立天地，真永常存，
真隐于用，真见于为，真妙于理，真形于象，
真一实万，真命元化，真聚元精，真法三乘，
真敬功修，真崇五典，真行含藏，真理流行。

回回立言

大哉回回，真一宝镜，天地成果，万物护拥。
浑天之气，天地相成，天周地外，抱阴负阳，
回转其中，天地赋形，外内环护，身心形合，
内外包藏，天丽日星，人具五官，山水迂回，
桑田盘获，花实菡苞，皮核层裹，统天括地，
返本还原，身心关合，理象包藏，表里如一，
外清内洁，回光反顾，复还真镜，上回天地，
下回日月，包罗万象，照彻古今，来去光明。
回者归也，往来尘世，归于真一，如镜回光。
回光有二：一曰身回，二曰心回。身回又二：
一曰还复，二曰归去。还复身本，四元成形，
阴阳荟萃，转寄父母，性命由生，身心即全，
高低浑合，消妄纯真，扫净尘缘，依旧回原，
还清四性，复回清净，若璧含石，金笼于沙，
石净连璧，沙净精金。归太之回，先天何所，
后天何处，生如何来，命如何有，体如何成，
性如何赋，德如何具？须知来时，种子身内，
归时发露，善恶收成。正道培养，斋戒沐浴，
念礼课朝，内外交洁，遵乎其义，硕果清真。
己私灌养，谬妄之花。不可不慎，真回反省。

心回又二：人生在世，贪富厌贫，乐贵恶贱，
妄生贪嗔，堕于苦海，惨疼悲伤，追悔莫及。
顿忘原始，忽然觉悟，利名若梦，身非己有。
复思本来，急寻归路。见善如渴，从善如流。
人之灵觉，内而妙世，人之形体，外而色世，
灵慧光明，虽居心内，实超心外，发于心思，
应于物外。先天为命，内如种子，后天为性，
外如果子。归主之命，乃是心命，在身牵染，
乃是身性。性为保养，命切清真，风中之鸟，
水中之鱼。性命显源，得认体感，心认真一。
同心同德，同声相应，感心动耳，回肠荡气。

附二

四元三字经

真一行，命元化，本知能，包性智，
含妙质，谓元气，先天末，后天根。
承元化，剖阴阳，阳根智，阴根性，
智喜动，性喜静，一气化，寓动静，
智外明，性内照，动静起，阴阳分，
动者阳，静者阴，阳舒表，阴敛里，
根阴阳，化水火，火根智，水根性。
火外明，上炎升，含真阴；水内照，
下降润，含真阳。火炽水，欲升腾，
则生气；火博水，尘坠落，则生土。
火煦蒸，潮为气，水下浚，烬为土。
高丽下，低附上，四元立，万象宗，
谓宗元，义四奇，四象著，四耦行。
大世界，理之气，小世界，气之理，
水与火，气与土，四元行；气上余，
生三子，金木活，三奇行，后天子，
著七行，配四液，隶四性，分四时。
五行生，谓后天，四元行，谓先天，
先有根，后有行，知其体，知其用。
金生水，水生木，木生火，火生土，

土生金。金克木，木克土，土克水，
水克火，火克金。木主春，生于亥，
凋于秋，死于庚；其位东，其方震，
其声角，其色青，其味酸，身为肝，
其藏血，其神魂，其液泣，其充筋，
其华爪，其候目，其声呼，发为仁。
火主夏，生于寅，衰于冬，死于癸；
其位南，其方离，其声征，其色赤，
其味苦，身为心，其养血，其藏神，
其液污，其充脉，其华发，其候舌，
其声言，发为礼。金主秋，生于巳，
休于夏，死于丙；其位西，其方允，
其声商，其色白，其味辛，身为肺，
其养皮，其藏气，其液涕，其充皮，
其华喉，其候鼻，其声哭，发为义。
水主冬，生于申，耗于土，死于戊；
其位北，其方坎，其声羽，其色黑，
其味咸，身为肾，其养骨，其神志，
其液唾，其充骨，其华甲，其候耳，
其声吟，发为智。土旺四，生于丙，
耗于金，死于卯；其位中，其方坤，
其声宫，其色黄，其味甘，身为脾；
其养形，其藏意，其液涎，其充肉，
其华唇，其候口，其声猗，发为信。
情不同，如其性，性不同，如其声，
声不同，如其貌，音不同，如其质。
各具能，则任性，金性刚，木性柔，
水性活，火性燥，气性清，土性浊。

四行合，两仪立，万物生，人身备，
天地体，日月目，五质脏，周天骨，
四时气，五音声，五土色，草木毛，
江河脉，灵明神，运动行，生长木，
先天命，后天性，命原种，性真果，
真一造，育天地，于无极，成太极，
化水火，火储气，水含尘，清为天，
浊为地，地上水，水上气，气上火，
火清气，气清水，水清土。其为体：
土之浊，水之活，水行土，水清土，
镇静者，土之体，发育者，水之用。
其在身，肌骨土，精血水，血行肌，
血清肌，镇静者，肌之体，润泽者，
血之用。水活气，气充水，气清水，
流动者，水之体，浮载者，气之用。
精血水，呼吸气，气行血，气清血，
周流者，血之体，运行者，气之用，
火行气，火清气，磅礴者，气之体，
温暖者，火之用。火不周，气不行。
回医论，土与水，合生金，气与火，
合生木；金土水，无生克，木气火，
无生克；火若胜，水则竭；水若胜，
土则濡；木若胜，金则缺；金若胜，
火则灭；土若胜，木则折。物时穷，
气时竭，盛衰者，非生克，理如此。
儒之学，优衣巾，天方学，犹饮食，
无衣寒，无食饥，寒则衣，饥则食，
寒宜身，饥切命。天方医，救性命，

备良药，谈清净，阐真理，言虚实，

问冷暖，步禀性，论体液，辨气质，

施药理，医有方，热之凉，寒之温，

虚则补，实投泻；人之性，禀清浊，

善恶兼，胜其清，身清爽，胜其浊，

嗜贪染。病求医，医必药，药必灵。

礼五时，斋一月，丹九转，金百炼，

远色欲，慎取舍，禁安逸，节饮食，

减痼寐，厉衣服，习清淡，增品级，

克己私，增记想，知艰难，行周济，

炼心性，避嗜贪，忍饥渴，享天馔。

参考文献

1. (清)马注:《清真指南》,余振贵标点,银川:宁夏人民出版社,1988 年。

2. (清)王岱舆:《正教真诠·清真大学·希真正答》,余振贵,铁大钧译注,银川:宁夏人民出版社,1999 年。

3. (清)刘智:《天方至圣实录》,北京:中国伊斯兰教协会,1984 年。

4. (清)刘智:《天方典礼》,郑州:中州古籍出版社,1993 年。